U0203495

藏書

珍藏版

中醫四大名著

于立文 主編

肆

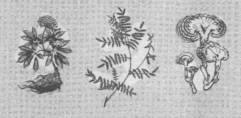

遼海出版社

目　录

发汗多，若重发汗者，亡其阳^①，谵语。脉短^②者死，脉自和^③者不死。(211)

【注解】

①亡其阳：此处指心阳外亡。

②脉短：指脉形短，是上不至寸，下不至尺，只有关脉应指搏动。

③脉自和：脉象较平和，尚属于正常，此处是与脉短相对而言。

【解读】

阳明病里热亢盛，本来就出汗较多，如果医生再误用发汗的方法治疗，进一步逼迫津液外泄，汗出过多，不仅亡阴，而且也亡阳，于是心气散乱，神明无主，语言妄乱。阴阳俱伤，邪热又不解，更扰乱心神，加重谵语。

脉短者，为上不及寸，下不及尺，是气血不足，鼓动无力，血脉不能充盈的反映。若阳气亡，阴血虚，津液竭，脉气不能接续，则根本动摇。谵语因于邪热盛极，脉短显示正气衰微。脉证不符，正虚而邪实，正不能胜邪，证候危殆至极，故预后不良，多为死证。若阴血尚能相继，则脉自和。自和者，非脉象调匀和缓有神之谓，而是寸关尺三部尚能应指，以其阴血虚而未竭，

1

尚能维系微阳，相对之下，尚属顺证，虽有神昏谵语，仍可救治，故曰不死。后世医家推测温热病的预后谓"留得一分津液，便有一分生机"，说明津液的存亡在温热性疾病中是至关重要的。

所以，阳明病见脉沉迟而有力者，虽然症状严重，却易治愈；若脉短、涩、弱者，多预后不良。

伤寒若吐若下后不解，不大便五六日，上至十余日，日晡所①发潮热，不恶寒，独语如见鬼状。若剧者，发则不识人，循衣摸床②，惕而不安。微喘直视，脉弦者生，涩者死。微者，但发热谵语者，大承气汤主之。若一服利，则止后服。(212)

【注解】

①日晡所：下午3～5时。日晡，傍晚时分；所，约略。

②循衣摸床：患者神识不清，两手不自觉地反复摸弄衣被，多见于疾病的危重阶段。

【解读】

伤寒当为广义，误施吐下，热邪不解，反伤胃肠津液，以致热结阳明，化燥成实。因阳明主土，万物所归，无所复传，故邪在阳明可持续较长时间。不大便五六日，甚至十余日，腑气壅塞既久，则腹胀而硬、疼痛拒按等，自在不言之中。日晡所发潮热，是为阳明腑实证的典型症状之一。

以阳明旺于申酉之时，阳明热炽，逢其旺时而增剧，则发热有定时增高现象，如潮水之定时而至。不恶寒，指阳明外证而言，即身热、汗自出、不恶寒、反恶热，此阳明燥实内结之证，毕露于外。阴精受伤，火热上炎，扰乱心神，故若有所见，妄言妄语，声音高亢，或有惊呼，躁扰不宁，谓之"独语如见鬼状"。此与谵语同类，而语言乖妄更甚。病至如此，必以攻下为法，用大承气汤，泻其燥热，夺其实滞，以免津枯火炽。

若因循失治，当下不下，坐失治疗时机，病情进一步恶化，则燥热伤津增剧，心胃火燔严重，由妄言妄语竟至神志不清、昏不识人、循衣摸床、肢体躁动不安、精神不宁、微喘直视等脏阴竭乏、阴不敛阳、神不守舍、气不归根的危候，甚而昏迷不醒，全无知觉。循衣摸床者，是当昏迷未深之时，双手无意识之动作；惕者，惊恐也。患者每遇微小刺激，即有惊惕之状，此系阳明热盛伤及心气之候，总由热极津竭、邪实正虚所致。

微喘者，呼吸急促而表浅也，是胃热上炎于肺，肺失清润肃降，治节不行之象。直视者，目睛而不能运转也，为津伤不能滋养筋脉所致。此时病情固属严重，然必参合脉象，而断其顺逆。若脉弦长有力，是病虽重，而其禀赋较厚，津液尚未全竭，正气尚存，还有生机，可作急下存阴之图，故曰脉"弦者生"。若脉见短涩，往来迟滞不畅，甚至三五不匀，至数不清，是正虚邪实，热极津涸，营血衰少，阴液将竭，胃气不存，生命难以为继，故曰脉"涩者死"。

针对上述病情，需要特别提醒医者，当阳明燥热已成之时，就应该提高警惕性和预见性，虽仅见"发热谵语"，亦当用大承气汤及时泻下，不能延误时机，以防病情加剧或恶化。"微者"是与"剧者"相对而言的，是说病势尚未极重，而并非指腑实轻证。此外，还寓有"见微知著"之义，"微"时不警觉，"剧"便随即而至，与其"剧"时急下，莫若"微"时就攻。

由于大承气汤是泻下峻剂，易生变乱，故又及时告诫医家："若一服利，则止后服。"一服便利，寓有"体虚易动"之虑，既然燥热已下，就不宜再进峻猛之剂。强调中病即止，以免过剂伤正，防止另生他变。

阳明病，其人多汗，以津液外出，胃中燥，大便必硬，硬则谵语，小承气汤主之；若一服谵语止者，更莫复服。（213）

【解读】

阳明病里热亢盛，蒸迫津液外泄，所以其人多汗。汗出太多，更伤胃中津液，而致胃肠干燥，肠胃津少而失润，大便必干硬难下；浊热之气，逆而上行，扰乱心神，导致谵语。

此为阳明病的一般发展规律，即由热成燥，由燥成实。由于本证属燥热初结，只见大便硬、谵语等证，所以不用大承气汤，而以小承气汤泻下硬屎为治。服小承气汤后，若谵语得止，必是硬屎已下，浊热已去，腑气已通，燥结解除，则可停药观察，故曰"更莫复服"。此也是强调得效即止，以免过剂伤正，防止另生他变。

阳明病，谵语，发潮热，脉滑而疾①者，小承气汤主之。因与承气汤一升，腹中转气②者，更服一升；若不转气者，勿更与之。明日又不大便，脉反微涩③者，里虚也，为难治，不可更与承气汤也。（214）

【注解】

①脉滑而疾：脉象圆滑流利，如珠走盘，应指快

5

速，一息七八至。

②转气：又称转矢气，即肠腑有气从肛门排出。

③微涩：微弱无力，往来蹇涩，不流利。

【解读】

发热，见此二证，说明阳明腑实轻证的治法及禁忌。

阳明腑实已成，似可投大承气汤攻下，然必脉证合参，方可断之。如果脉见沉迟或沉实有力的，是燥屎内结已深，邪气壅盛，气血受阻，脉道不利的反映，当属大承气汤峻下之证。若见脉滑而疾数，说明阳热虽盛，但燥实结聚未甚，尚未完全敛结成实。此时虽见潮热谵语，亦不能用大承气汤峻下，而当以小承气汤和下为宜。小承气汤泻热通腑，行气消滞，但得腑气一通，则燥热可消，潮热谵语随之而去。

因脉"滑"为流利不定之象，而"疾"则至数过快，可能伏有里虚之机。所以，使用小承气汤也需谨慎小心，可先暂予小承气汤一升，作为试探，以观察药后反映。若腹中转矢气者，是因药物作用于肠腑之燥结，推动浊气下趋，所谓"屎未动而气先行"。由此可推测出肠腑之燥结已经形成，可以继续使用小承气汤原方，以通为度。若不转矢气者，是肠腑中并无燥屎阻结，浊

6

热之气不甚，而多为大便初硬后溏，故不可再用小承气汤泻下。

若服用小承气汤后，第二天又不大便，脉由滑疾转变为微涩，则里虚之象毕现。因微主气虚，涩为血少。脉证合参，实为正虚邪实。盖肠腑中有燥屎阻结，邪热壅实，必须尽快攻下，而患者正虚血少，阴津匮乏，有无力承受攻下。若强行攻下，则津气下脱，阴阳离决，立时殒命。补则反助病邪，壅滞气机，肠腑不通，亦是促死。病重势急，攻补两难，甚为棘手，故曰"难治"。

阳明病，谵语有潮热，反不能食者，胃中①必有燥屎五六枚也；若能食者，但硬耳，宜大承气汤下之。（215）

【注解】

①胃中：此处实指肠中。

【解读】

阳明病谵语，是燥热内盛，腑气不通，其浊热之气不能下行，反逆之向上，扰乱心神所致。潮热为阳明燥热实邪内结的主要外在表现之一，故潮热谵语之出现，可显示肠腑燥屎已成。然病情变化多端，未可轻易作出结论，再参合"反不能食"，则知确有燥屎。

　　盖胃热而无阻滞，或腑中结实不甚者，一般尚能进食，今反不能食，是胃热亢盛，而与有形之糟粕结为燥屎，肠道不通，胃气因而壅滞，故受纳无权，不能进食。此证不同一般，故云"反"也。因肠中有燥屎结滞，腑气不通，故当用大承气汤峻下，令腑气通、胃气降，则诸证可解。

　　文中"宜大承气汤下之"应放在"胃中必有燥屎五六枚也"之后，此为倒装句法。若能食者，反映胃气还能下降，未至燥屎阻结不通的严重程度，仅是大便硬，所以只用小承气汤和下即可，无须用大承气汤峻下。

　　本论第 190 条"阳明病，若能食，名中风；不能食，名中寒"，为阳明病的一般规律，乃以"能食"与"不能食"辨寒热。热能杀谷则能食；寒伤胃阳，水谷不能腐熟消磨，故不能食。若承接前条之意，本条的胃有热当能食，今却不能食者，是逆其常也，故曰"反"。本条的前提是阳明病见有谵语发潮热，为胃家实证已成。虽不能食与前条雷同，但寒热虚实性质迥别，不可混淆。

　　阳明病，下血谵语者，此为热入血室，但头汗出者，刺期门，随其实而泻之，濈然汗出而愈。(216)

【解读】

阳明病谵语，多为阳明腑实之证。但本证见下血谵语，则属热入血室。盖阳明腑实之谵语，必与腹满硬痛、不大便相伴，或见潮热。此证谵语而见下血，是阳明热盛，深入血分，损伤阴络之故，同时热邪乘虚与血相搏，结于血室。血热上扰心神，故发谵语。血中之热不能透发于外而熏蒸于上，故仅有头汗出，而周身无汗。

肝主藏血，与血室关系密切。期门为肝经募穴，故刺期门以泻其血热，使营卫调和、阴阳平衡，正胜邪祛则濈然汗出，热随汗泄而病愈。同时，热入血室证常伴有胸胁或少腹急结硬痛等，胸胁和少腹为肝经所过之地，故刺期门以疏利肝胆之气，可谓一举两得。

阳明腑实证也有濈然汗出，系里热迫津外渗，为病进；热入血室证的濈然汗出，为营卫调和、驱邪外出的反映，为病退。两者需作鉴别。

太阳篇有热入血室3条，均与妇人外感、经水适来适断有关。本条为阳明之热，深入血室，可彼此互参。

汗出谵语者，以有燥屎在胃中，此为风也。须下者，过经①乃可下之。下之过早，语言必乱，以表虚里

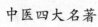

实故也。下之愈，宜大承气汤。(217)

【注解】

①过经：病邪由一经传入另一经，而原来之病情已罢，只见另一经证候，如太阳病转阳明，而太阳证已罢，称为过经。此处指太阳经表证已解。

【解读】

汗出谵语多见于阳明里热证候。但二阳并病，表证未罢，里热已盛，也可见汗出谵语。"以有燥屎在胃中"，是言肠腑燥屎已成；"此为风也"，是言太阳表邪未尽。

表里同病，按常规治法，应先解表，后攻里。必俟太阳表证完全解除，纯见阳明里实，方可使用大承气汤攻下，故曰"过经乃可下之"。表证未解而下之，是为"下之过早"，这无异于开门揖盗，势必引外在之表邪乘虚入里，内陷阳明，使病情更加复杂严重。表邪内陷，胃热更炽，必致神识昏迷，谵语加重，以至"语言必乱"，这是"表虚里实"的缘故，也即是以表虚里实之证不当下而误下之过。

由此可见，本条原为太阳表虚与阳明里实并见，观"过经乃可下之"，也可证明。汗出是太阳表证未解，故曰"此为风"，可能还会有恶风寒、脉浮、头痛等症状存在。谵语是阳明腑实的主要见证之一，既有燥屎阻于肠道而见谵语，则腹满硬痛、不大便等证，应寓其中。此属省文之笔，故应灵活理解。

攻下必待表证完全解除，纯见阳明里实，方可使用大承气汤，故"下之则愈，宜大承气汤"应接在"过经乃可下之"后边，此属于倒装文法。

伤寒四五日，脉沉而喘满，沉为在里，而反发其汗，津液越出，大便为难，表虚里实，久则谵语。(218)

【解读】

伤寒四五日，脉沉而喘满，为邪气离表而入里，转化为阳明里实证。热气壅滞则腹满；燥热上逆则肺气不利而喘；脉沉主实热在里。治疗应以清里热为主。

病属里热实证，而医者反而误用发汗法治疗，更助里热，蒸迫津液外泄，使胃肠干燥更甚，邪热亢盛愈烈，故不惟喘满不除，而且酿成阳明燥结之患，于是大便难。言"表虚里实"者，以明燥结之根由，盖不当汗而误汗，津从外泄，腠理疏松，是谓"表虚"；胃肠燥结，大便不通，是谓"里实"。时间愈长，津液愈耗，里热愈炽，浊热上扰心神，则又可发生谵语。

三阳合病①，腹满身重，难以转侧，口不仁②，面垢③，谵语，遗尿。发汗则谵语；下之则额上生汗，手足逆冷。若自汗出者，白虎汤主之。(219)

白虎汤方

知母六两、石膏一斤（碎）、甘草二两（炙）、粳米六合。

上四味，以水一斗，煮米熟汤成，去滓。温服一升，日三服。

【注解】

①三阳合病：太阳、少阳、阳明三经的证候同时出现。

②口不仁：言语不利，食不知味。

③面垢：面部油垢污浊。

【解读】

三阳合病，乃太阳、阳明、少阳合而为病。由于"三阳"邪热太甚，气机不能通畅，故有腹满身重，难以转侧之证。口不仁，面垢谵语遗尿者，乃胃热耗津，热蒸于面则垢，热扰神明则谵语，热迫膀胱，不能约束而遗尿。

若发汗更竭其津液，必谵语，若下之则亡阳，阳气不达四末，故额上生汗，手足厥逆也。若自汗出者，为三阳热盛，阳气外越，表里内外邪热充斥，而以阳明为甚，既不可发汗解表，又不可泻下攻里，故与白虎汤清之。

二阳并病，太阳证罢，但发潮热，手足漐漐汗出，大便难而谵语者，下之则愈，宜大承气汤。（220）

【解读】

"二阳"指太阳与阳明。"并病"是先病太阳而后病阳明。在伤寒病变过程中，太阳之邪不解可渐次化热入里而形成阳明病。若太阳病证未罢，又出现阳明病，则称为"二阳并病"。

若太阳病证已罢，即发热恶寒不复存在，而只见发潮热、手足漐漐汗出、大便难而谵语者，说明邪热已尽并于胃，阳明腑实业已形成。阳明主四肢，在热盛而津液尚充者，多为全身汗出；在热结而津液较少者，因热势蒸腾，故手足漐漐汗出。大便难是肠腑燥屎阻结。谵语是胃热上犯于心神。知其纯属阳明"胃家实"，故须从阳明腑实燥结论治，用大承气汤苦寒攻下，泻燥热以存津液。

本条所述内容与上条比较：彼为阳明散漫之热，宜

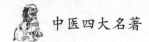

清而不宜下；此为胃腑成实，宜下而不宜清。只有辨证分明，谨守病机，各司其属，才能治疗得当，而恰如其分。

阳明病，脉浮而紧，咽燥口苦，腹满而喘，发热汗出，不恶寒，反恶热，身重。若发汗则躁，心愦愦^①，反谵语；若加温针，必怵惕^②，烦躁不得眠；若下之，则胃中空虚，客气动膈，心中懊，舌上胎^③者，栀子豉汤主之。（221）

栀子豉汤方

肥栀子十四枚（擘）、香豉四合（绵裹）。

上二味，以水四升，煮栀子取二升半，去滓，内豉更煮取一升半，去滓。分二服，温进一服，得快吐者，止后服。

【注解】

①愦愦：烦乱。愦（kuì），昏乱。

②怵惕：心惊而有恐惧貌。

③舌上胎：此处指舌上有黄白薄腻苔垢。胎通苔。

【解读】

"阳明病，脉浮而紧"，与太阳伤寒之脉相似，但从"发热汗出，不恶寒，反恶热"之证可知，此并非太阳

14

表不解，而是阳明表里热盛的反映。脉浮紧多见于太阳伤寒。今阳明燥热亢极，与正气相搏，邪实正实，也见脉浮紧，当主邪热实。浮脉一般主表，而阳明之浮，则是燥热充斥内外所致。

故其脉轻取有余，按之亦有余也。此与太阳之浮紧不同，太阳脉浮紧，轻循固为有余，而按之略呈衰减。然亦必观其证候所合，方可断为太阳或阳明之浮紧脉。属太阳者，必发热恶寒，头项强痛；属阳明者，必见燥热之象。热蒸于上而津伤，故"咽燥口苦"；热壅于里而气机不利，则"腹满而喘"；发热，汗出，不恶寒，反恶热，是阳明外证，由燥热逼迫津液外泄所致；邪热充斥于内外，经气不利，则"身重"。本证属于阳明热证，则非汗、下之所宜，当用清热之法治之。

若误将脉浮紧、发热等辨为邪在表，而用辛温发汗法治疗，则犹如火上添薪，必燔灼津液，酿成坏病。热扰心神，神失濡养，则会导致躁扰、昏乱、谵语等。躁者，躁扰不安；愦愦者，心烦意乱，更兼语言谵妄，咸由辛温之剂，助长邪热，心神被扰所致。若误用温针之法以发汗，是以火助热，内劫心神，故有心惊恐惧，烦躁不得眠等证。

若用攻下，是诛伐无过，徒伤胃肠，无形之邪热乘

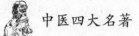

虚而入，扰乱胸膈，故曰"胃中空虚，客气动膈"。热邪既扰于胸膈，必心烦懊，舌上生苔，或黄或白，或黄白相兼。治宜清宣胸膈郁热，以除烦侬，栀子豉汤主之。

太阳篇亦有栀子豉汤证，多由表证误下而致热扰胸膈引起。本条乃阳明经热证误下，胃中空虚，热留胸膈所致，其来路虽与太阳篇的栀子豉汤证有内外之别，而基本证候大体一致，故治法相同。

若渴欲饮水，口干舌燥者，白虎加人参汤主之。(222)

白虎人参汤方

知母六两、石膏一斤（碎）、甘草二两（炙）、粳米六合、人参三两。

上五味，以水一斗，煮米熟汤成，去滓，温服一升，日三服。

【解读】

本条是承上条论述热邪由上焦胸膈入于中焦的证治。热邪入于中焦，伤及胃中津液，则出现口干舌燥，渴欲饮水的证候。当治以白虎加入参汤。用白虎汤以清热，加入：参以生津止渴，使邪热清、津液复，而渴欲饮水、口干舌燥等证则自愈。

若脉浮发热，渴欲饮水，小便不利者，猪苓汤主之。(223)

猪苓汤方

猪苓（去皮）、茯苓、泽泻、阿胶、滑石（碎）各一两。

上五味，以水四升，先煮四味，取二升，去滓，内阿胶烊消，温服七合，日三服。

【解读】

本条承前两条，进一步论述阳明病误下津伤、热与水结于下焦的证治。

阳明热证误下之后，徒伤正气和津液，而热邪不除，反随之深入下焦，与水液相结，出现阴液损伤与水热互结的证候。热为阳邪，气腾于外，则见脉浮发热。误下后津液损伤，复因热与水蓄，津不上承，则见渴欲饮水。水热互结，气化不行，三焦水道不畅，则见小便不利。

此证津伤与水停互见，似乎矛盾，但深入分析，则其理可明。水液若正常运行，则能为人体所用，此为生理之津液。若不正常运行，则不能为人体所用，则为病理之水饮。异常之水饮停蓄愈多，则正常之津液愈少。本证因热误下，三焦水道不畅，故津伤与水停可以并见。治用猪苓汤，以清热、益阴、利水。冀水精四布，五经并行，则诸证可除。

猪苓汤中用猪苓、茯苓、泽泻淡渗利水，茯苓兼以安神定志；滑石清热利水，导热下行；阿胶为血肉有情之品，味厚而甘，以滋补真阴。诸药合用，共奏清热、益阴、利水之功。

下焦蓄水的病变主要在于肾和膀胱。其中因肾阳虚寒、不能温阳化水而致水饮泛滥，宜用真武汤温阳驱寒以镇水；因太阳膀胱气化不利而蓄水，当与五苓散助气化、利水邪以行津液；今因热盛阴伤，水热互结于下焦，则需要用猪苓汤清热益阴以利水。三者虽然都属下焦蓄水，但却有阴阳、表里、寒热的不同，临证须作鉴别。

阳明病，汗出多而渴者，不可与猪苓汤，以汗多胃中燥，猪苓汤复利其小便故也。(224)

【解读】

阳明病里热亢盛，蒸迫津液外泄，汗出过多，不仅伤津耗液，而且促使"胃中燥"更甚。燥热扰胃，化源不足，无以滋荣，故"汗出多而渴"，小便短少。此证应与白虎加入参汤清热生津，配合少量频饮水浆以调养，待其热除津充，则口渴自然消失，小便自行通利。

不可用"猪苓汤复利其小便"，以免重伤津液。因猪苓汤毕竟是利水之剂，方中虽有阿胶滋阴，但利水渗湿药居多，利小便作用更强，是以渗利水湿为主、益阴清热为辅。阳明燥热津伤证误用之，不仅不能养阴生津，反而更伤津液，愈增其燥，所以"不可与猪苓汤"，因"猪苓汤复利其小便故也"。

本证口渴缘于燥热汗多，其所饮之水，旋即为热邪所消，复为汗液所泄，仅属燥热津伤，并无水停，故燥热亢盛为本条主要病机。

猪苓汤证虽然也有口渴、小便不利，但一般无汗，或汗出甚少，是水液停蓄，与热互结，不能顺利排出所致，并非膀胱中没有小便。盖无汗则水液无法从体表汗腺排出体外；小便不利则水液又无下行之路，故水液停蓄于下焦。

以上二者，病机不同，临证须作区别。

脉浮而迟，表热里寒，下利清谷者，四逆汤主之。
（225）

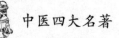

四逆汤方

甘草二两（炙）、干姜一两、半附子一枚（生用，去皮，破八片）。

上三味，以水三升，煮取一升二合，去滓，分温二服。强人可大附子一枚、干姜三两。

【解读】

表证可见脉浮，但多为浮紧、浮缓或浮数，必见恶寒发热、头项强痛等表证。阳明病可见脉浮，但多浮滑而数，必见汗多或便结，为里热充斥内外之象。此处"脉浮而迟"，浮主外热，迟主里寒，即"表热里寒"，更兼下利清谷，则揭示疾病的本质是里真寒而外假热。

也就是说：脉迟主在里之阴寒，是疾病之本质；脉浮主在外之假热，是疾病之表象。肾为水火之宅、阴阳气之根，故阳气藏于阴内。少阴虚馁，阴寒极盛，则在里之真阳无所依附，反而浮越于外，出现里真寒而外假热的证候，故脉浮应是外假热，甚或兼见汗出。此证貌似阳明病之热证，实际是阳虚阴寒的少阴病"格阳"证，其中"下利清谷"是辨证关键，颇能揭示疾病本质，说明肾阳已经十分衰惫，不能温养脾阳，属于"釜底无薪"之极度虚寒证候。由于此属里真寒、外假热，故治用四逆汤，急温少阴，以回阳救逆，通达内外阳气，并引导外浮之阳内潜归根。真阳得助，阴寒驱散，则假热自然消失。否则，阴液下竭，阳气浮散，则成阴阳离决之危候。

若胃中虚冷，不能食者，饮水则哕。（226）

【解读】

如果胃气虚寒，则受纳、腐熟无权，水谷不能消化，故不能进纳水谷。若强予饮水，则水寒内抑胃阳，使胃中虚寒更甚，胃气不能下降，反而逆行于上，故而发生呃逆呕哕之变。

脉浮发热，口干鼻燥，能食者，则衄。（227）

【解读】

本条"脉浮发热"，是阳明热盛，鼓动气血运行，热势充斥内外之象。足阳明胃之经脉，起于鼻旁，环口，循于面部，阳明经中有热，则口干鼻燥。热能消谷，故尚能食，同时也表明气分燥热虽盛，但未入腑成实，因腑中无实邪阻滞，所以能略进饮食。阳明经脉，多气多血。热势亢盛，迫血妄行，阳络损伤，则见衄血。

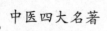

阳明病下之，其外有热，手足温，不结胸，心中懊，饥不能食^①，但头汗出者，栀子豉汤主之。（228）

【注解】

①饥不能食：心烦懊太甚，胃脘嘈杂，似饥而又不能进食。

【解读】

阳明病早期的无形邪热，治宜辛寒清热，而不宜过早使用攻下法。如果下之过早，则邪热不解，反而乘机内陷，邪热陷于胸膈。若内有痰水，则热与痰水相结，可形成结胸证；今内无痰水，故不结胸。热邪郁于胸膈，影响气机运行，则心中懊；热蒸于外，则见身热、手足温；郁热扰胃，则饥而不能食。内陷之邪热，不能向外散发而熏蒸于上，则仅有头汗出，而周身无汗。依据"火郁发之"的治疗原则，当用栀子豉汤，以清透胸膈之郁热。

本条为无形邪热扰于胸膈，治用栀子豉汤，再与前面的白虎加入参汤证、猪苓汤证联系起来看，则都属于阳明热证，而未形成腑实。从病情看：在上的栀子豉汤证为热扰胸膈，在中的白虎加入参汤证为热伤胃气，在下的猪苓汤证为水热潴留，此阳明清法三方，即是柯韵伯所谓阳明病热证的"开手三法"。栀子豉汤证与白虎加入参汤证的主要鉴别点在于：栀子豉汤证见心中懊、头汗出等，病变部位较高。白虎加入参汤证见烦渴引饮、周身汗出等，是热伤胃气，病变部位偏中。猪苓汤证见脉浮发热、渴欲饮水、小便不利等，为水热潴留于下焦，病变部位偏下。

　　阳明病，发潮热，大便溏，小便自可①，胸胁满不去者，与小柴胡汤。（229）

　　小柴胡汤方

　　柴胡半斤、黄芩三两、人参三两、半夏半升（洗）、甘草三两（炙）、生姜三两（切）、大枣十二枚（擘）。

　　上七味，以水一斗二升，煮取六升，去滓，再煎取三升。温服一升，日三服。

【注解】

①小便自可：即小便正常。

【解读】

"阳明病，发潮热"，是阳明腑实已成的表现，当伴有腹满硬痛、大便燥结不下、小便数多等。而今却见"大便溏，小便自可"，而无腹满疼痛之苦，说明虽病及阳明，但尚未形成胃肠燥热结实。"胸胁满不去"，是胸胁满闷持续，为少阳之邪仍在。

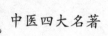

此属少阳、阳明同病，少阳之邪未解，而阳明腑实也未形成之证，故不宜过早使用攻下法治疗，应先以小柴胡汤和解少阳。冀少阳枢机畅达，则上焦得通，津液得下，胃气因和，其潮热也将"濈然汗出而解"。

阳明病，胁下硬满，不大便而呕，舌上白苔者，可与小柴胡汤。上焦得通，津液得下，胃气因和[1]，身濈然汗出而解。(230)

【注解】

①胃气因和：指胃的生理功能恢复正常。

【解读】

阳明病不大便应有腹满疼痛，舌苔黄燥等证。今不大便伴有胁下硬满，呕吐，当属少阳之证。舌上苔白者，此言无胃热结实，故此不大便并非腔实，乃少阳枢机不利，津液不能下达所致，应与小柴胡汤和解少阳，疏利肝胆，通利三焦。

故上能通和胸庸，下能滋润中土，呕恶得止，大便得润，上下流通，内外和畅，所以然者，上焦通，律披下，胃气因和，身溅然汗出而解也。

阳明中风，脉弦浮大，而短气，腹都满，胁下及心痛，久按之气不通，鼻干，不得汗，嗜卧，一身及目悉黄，小便难，有潮热，时时哕，耳前后肿，刺之小差，外不解，病过十日，脉续浮者，与小柴胡汤。(231)

【解读】

"阳明中风"是指阳明经被风邪所伤。弦为少阳之脉，浮大为阳明之脉。"脉弦浮大"提示少阳阳明两经受邪。"短气，腹都满"，是阳明热盛气滞而影响及肺的表现，"腹都满"是整个腹部全都胀满，范围广泛。阳明经脉挟鼻而行，邪热闭郁阳明经脉，故鼻干不得汗。邪客阳明，当有发热。

但从脉浮大可知阳明邪热并未尽归于肠腑，尚未形成腑实燥结证。少阳经外循胸胁，内而下胸中贯膈，属胆络肝。少阳受邪，热壅不通，经气郁遏，疏泄不利，以致"胁下及心痛"，即使久按之，气也不通，胀痛不减。"不得汗"则湿热壅遏而无外泄滞机。"小便难"是少阳三焦气机不利，水道不畅，水湿内停，与热相合。湿热熏蒸肝胆，胆汁外溢，则一身及面目皆黄，形成黄疸。湿性黏腻重浊，与热互结，阻遏气机，故嗜卧而身重。少阳气郁，枢机不利，影响胃气上逆，故时时哕逆。足阳明胃经循行于耳前，足少阳胆经的分支从耳后分出，进入耳内，出于耳前，故两经受邪，邪热壅滞

25

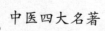

经脉，则"耳前后肿"。

治用针刺之法，透泄邪热而宣通郁阳，疏利经脉以缓解病情。由于邪气盛，病情重，故"刺之小差，外不解"，即针刺后也只是脉证稍平而难以完全解除，"胁下及心痛"的少阳经证减而未尽，潮热、鼻干不得汗等也不可能全部消失。若病过 10 日，脉弦浮大依然未变，显示病程虽长，但邪热仍在少阳，并未化燥成实，故治从少阳，以小柴胡汤和解枢机，通调三焦，清热达邪。

脉但浮，无余证者，与麻黄汤。若不尿，腹满加哕者，不治。（232）

麻黄汤方

麻黄三两（去节）、桂枝二两（去皮）、甘草一两（炙）、杏仁七十个（去皮尖）。

上四味，以水九升，煮麻黄，减二升，去白沫，内诸药，煮取二升半，去滓。温服八合，覆取微似汗。

【解读】

若"脉但浮，无余证"，即其脉只浮而不见弦大，又没有其他的里热证，说明病变仅在太阳之表，故可与麻黄汤发汗以解表邪。

"若不尿，腹满加哕者，不治"，是承上文而言预

26

后。即在脉弦浮大、短气、腹满、胁下及心痛、鼻干、不得汗、嗜卧、一身及目悉黄、小便难、有潮热、时时哕、耳前后肿的基础上，出现"不尿，腹满加哕"。不尿，即小便闭。小便闭，则湿无出路，壅遏气机，故腹满益甚。胃气逆而不降，则哕逆不止。是胃气败坏，三焦壅滞，气机不通，邪无出路之象，故曰"不治"。

阳明病，自汗出，若发汗，小便自利者，此为津液内竭，虽硬不可攻之，当须自欲大便，宜蜜煎导而通之。若土瓜根及大猪胆汁，皆可为导①。（233）

蜜煎方

食蜜②七合

上一味，于铜器内微火煎，当须凝如饴状，搅之勿令焦著，欲可丸，并手捻作挺，令头锐，大如指，长二寸许。当热时急作，冷则硬。以内③谷道④中，以手急抱，欲大便时乃去之。疑非仲景意，已试甚良⑤。又：大猪胆一枚，泻汁，和少许法醋⑥，以灌谷道内，如一食顷⑦，当大便出宿食恶物，甚效。

【注解】

①导：为治法之一，有因势利导之意，如津伤便秘者，用润滑类药物纳入肛内，引起排便叫作导法。

②食蜜：即蜂蜜。

③内：放入、置入。内同纳。

④谷道：即肛门。

⑤疑非仲景意，已试甚良：此二句为后人所添，现一般仍归于112方中。

⑥法醋：即食用醋。

⑦一食顷：约吃一顿饭的时间。

【解读】

"自汗出"是津液外泄，显示津液已伤，如果再发其汗，则更伤津液。津液损伤，小便当短少，今反见小便自利，表明津液偏渗于膀胱，不能还于胃肠，则胃肠更燥，此即所谓"津液内竭"。胃肠津亏，大便必硬。但这与阳明腑实证的大便硬不同。阳明腑实的大便硬是内有邪热，因热伤津成燥，以燥热为主，其临床表现有腹满痛、拒按、潮热、谵语等证，而其人未必有便意。

本证之大便硬，乃因津液内竭所致，并无腹满痛、潮热、谵语等证，病位在直肠，时有便意，而大便却难以排出。二者病机不同，治法也异。阳明腑实治以承气汤类荡涤胃肠的燥热结实。此证之大便硬，宜在患者"自欲大便"之时，施以"因势利导"之法，用蜜煎导、猪胆汁或土瓜根纳入谷道，导之即下。

三方虽皆可为导，但具体应用时又有所不同：因蜜有滑利润燥的作用，故蜜煎导宜于津伤肠燥之便秘；猪胆汁不仅润燥，且能清肠中之热，故宜于肠燥之有热的便秘；土瓜根则有宣气润燥之功，故宜于六腑之气不畅，气血不利之便秘。

蜜煎导法是用蜂蜜放入铜器内，微火煎熬成饴糖状，再用手搓成长条状，使头部略尖，大小如指头状，长2寸左右。注意需在热时急做，冷后则变硬。做成后轻轻放入肛门中，待其慢慢溶化，即可发挥排便作用。白蜜甘平无毒，滋阴润燥，局部投药更有润滑作用，适用肠燥便秘或老年阴血素亏、大便干涩难下者。

土瓜根方已佚。据《肘后备急方》载，用土瓜根捣汁，灌入肛门，即可通便。土瓜又名王瓜，寇宗奭《本草衍义》云："王瓜其壳径寸，长二寸许，上微圆，下尖长，七八月熟，红赤色，壳中子如螳螂头者，今人又谓之赤雹子，其根即土瓜根也。"土瓜根气味苦寒无毒，其根富于汁液，将其捣汁灌肠，可以通便，方书多有记载。

猪胆汁灌肠法，是用大猪胆1枚，取出胆汁，加入少许食醋，搅拌均匀，灌入肛门之中，取其酸苦涌泄而

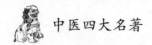

不伤津液的作用，使停蓄的大便排出。猪胆汁苦寒清热，适用于津伤便秘而有热者。

本条介绍的外导灌肠之法，适用于津亏便秘，此证虽属阳明病，但绝非燥热内结的阳明腑实证，如误以承气汤攻下，必致津液下夺而正气更伤。对于高年体弱、产妇婴幼以及素体阴亏血虚而见大便秘结的患者，不可滥用苦寒攻下，而应酌用外导之法。

阳明病，脉迟，汗出多，微恶寒者，表未解也，可发汗，宜桂枝汤。(234)

桂枝汤方

桂枝三两（去皮）、芍药三两、生姜三两、甘草二两（炙）、大枣十二枚（擘）。

上五味，以水七升，煮取三升，去滓，温服一升，须臾啜热稀粥一升，以助药力取汗。

【解读】

阳明病有热证实证，也有虚证寒证，本条阳明病应属于阳明中寒。"汗出多"为表虚失固，微恶寒为感受风寒之邪，但程度较轻，病邪不甚，脉迟也为虚寒之征。"微恶寒"、"表未解"，理当发汗解表；"可发汗"，但不可用麻黄汤，因表邪不甚，并且表里不足，故只宜用桂枝汤，以解肌祛风、调和营卫，兼以温养胃肠。方中桂枝味辛性温，辛能发散，温能祛寒通阳，故有解肌腠风寒外邪之功；芍药酸寒，酸能收敛，寒走营阴，故可敛阴和营。

桂枝、芍药相伍，相辅相成以调和营卫。生姜辛温，助桂枝解表，且能降逆止呕；大枣味甘益中，助芍药益阴和营。炙甘草味甘性平，调和诸药，交通营卫。方为辛温解表之轻剂，以调和营卫为主，兼以调和胃肠，温养中州。

阳明病脉迟，见证各有不同：208 条 "阳明病，脉迟，虽汗出不恶寒者，其身必重，短气，腹满而喘，有潮热者"，为阳明腑实、燥屎内结、气血运行不利所致，脉必迟而有力。195 条 "阳明病，脉迟，食难用饱，饱则微烦，头眩，必小便难"，是胃中寒冷，脾湿内生，欲作谷疸之象。225 条 "脉浮而迟，表热里寒，下利清谷者"，为寒邪直入胃肠，致真阳不足，火土俱衰之证。

本条 "阳明病，脉迟，汗出多，微恶寒者"，是阳明中寒兼太阳表邪的证候，临证需作鉴别。

阳明病，脉浮，无汗而喘者，发汗则愈，宜麻黄汤。（235）

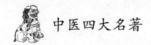

【解读】

本条阳明病也为阳明中寒，但"脉浮，无汗而喘"，则是兼太阳表实，属于风寒之邪外束肌表、内遏肺气，宜用麻黄汤发汗解表。冀风寒之病因祛散，则表里诸证自除，故云"发汗则愈，宜麻黄汤"。

阳明病，发热汗出者，此为热越①，不能发黄也；但头汗出，身无汗，剂②颈而还，小便不利，渴饮水浆③者，此为瘀热④在里，身必发黄，茵陈蒿汤主之。（236）

茵陈蒿汤方

茵陈蒿六两、栀子十四枚（擘）、大黄二两（去皮）。

上三味，以水一斗二升，先煮茵陈，减六升，内二味，煮取三升，去滓，分三服。小便当利，尿如皂荚汁状，色正赤，一宿腹满，黄从小便去也。

【注解】

①热越：里热发越于外，即热邪能够向外发泄。

②剂：与"齐"相通。

③水浆：泛指饮料，如水、果汁、蔗浆之类。

④瘀热：邪热郁滞在里。

32

【解读】

阳明病热盛，蒸迫津液外泄，湿热有排出之路（因汗出而热邪得以发泄，亦因汗出而无留湿之弊），一般不致发黄。如果阳明病仅见头部汗出，至颈而止，周身无汗，又有小便不利，说明热邪不得外越而湿邪亦不得下泄。头为诸阳之会，湿热壅盛，熏蒸于上，故可见头汗出。

热欲外越却因湿邪羁留而不得越，故周身无汗。湿欲下泄，却因热邪纠缠，而反小便不利。湿热相合，胶结不解，热不得越，湿不得泄。湿热郁阻于内，即所谓"瘀热在里"；湿热熏蒸肝胆，胆汁不循常道，泛溢肌肤，则身必发黄。湿热交阻，气化不行，津液不能上布，故其人"渴引水浆"。在这里"头汗出，身无汗，剂颈而还，小便不利"，不仅是湿热郁阻的外在表现，而且也是形成湿热病的内在机制，因此具有重要的辨证意义。

湿热发黄，有以湿盛为主者，有以热盛为主者，也有湿热相当者。本证有发热、渴饮水浆等证，说明热重于湿，治用茵陈蒿汤清利湿热。

茵陈蒿汤由茵陈蒿、栀子、大黄三药组成。茵陈蒿清热利胆除黄，为治诸黄专药，无论阳黄、阴黄均可使

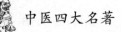

用。大黄善于破结行瘀，推陈致新，泻热导滞。本证湿热发黄，为湿热胶结并涉及血分，故谓"瘀热在里"，用大黄不仅能荡涤肠胃以泻热实，而且能行血导滞，以破湿热之蕴结。栀子苦寒而质轻，善清三焦之热，兼能通利小便，驱湿热下行，以导邪从小便而出。

三药合用，主要使瘀热、湿浊从小便排出。方后注云："分温三服，小便当利，尿如皂角汁状，色正赤，一宿腹减，黄从小便去也。"这不仅说明本方的主要作用是导湿热而利小便，也补充说明本方湿热发黄应有腹满等症。

阳明病，其人喜忘①者，必有畜血②。所以然者，本有久瘀血，故令喜忘，屎虽硬，大便反易，其色必黑者，宜抵当汤下之。（237）

抵当汤方

水蛭（熬）、虻虫（去翅足，熬）各三十个，大黄三两（酒洗），桃仁二十个（去皮尖及两人者）。

上四味，以水五升，煮取三升，去滓，温服一升，不下更服。

【注解】

①喜忘：健忘。喜犹"善"也，《外台秘要》作

善忘。

②畜血：血液停积，留而不行，即瘀血。畜通蓄。

【解读】

阳明蓄血证系因阳明邪热与旧有之瘀血相结而成。其主证为健忘、大便黑硬、排出反易。因有大便硬，故称阳明病。"喜忘"，即善忘，言听视动、随过即忘，乃因"久有瘀血"所致。

心主血脉，又主神志，若血液充盈、环流不息，则心能主神任物，聪慧敏锐，记忆力强，若久有瘀血，血脉不利，心失所养则记忆力亦必然减退。《内经》所谓："血并于下，气并于上，乱而喜忘。"张介宾注曰："血并于下则阴气不升，气并于上则阳气不降，阴阳离散，故神乱而喜忘。"离经之血瘀滞于肠道，又受热邪熏烁，故则大便黑而硬结。硬结之粪块，排出反易者，以血属阴类，"血主濡之"，尚有濡润作用，故大便反易解下，即所谓"屎虽硬，大便反易"。其证既为蓄血与热邪相搏，故宜抵当汤下之。

太阳有蓄血证数条，其主证为如狂、发狂、小便自利、少腹硬满而痛、或急结等，是邪热入里与血相搏而为瘀，故病情较急。阳明蓄血，是有瘀血在先，适逢阳明之热相合，乃久瘀而合新病，且以瘀血为主，则脉络

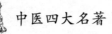

之瘀滞由来已久，血瘀络阻，则气行不利。久瘀血者，神思动作皆呈迟缓状态，故阳明蓄血，惟健忘而已。证候不同，而蓄血则一，故同用抵当汤以攻逐之。至于腹中硬痛与否，则视蓄血之部位及轻重而定。

阳明病，下之，心中懊而烦，胃中有燥屎者，可攻。腹微满，初头硬，后必溏，不可攻之。若有燥屎者，宜大承气汤。(238)

【解读】

"阳明病，下之"，自属阳明可攻之证。阳明病有下之即愈者；有下之不愈，仍需再下者；有下之失当（太过或不及）而变生他证者。

本条阳明病下后，有两种情况：一为下后余邪未尽，热扰神明而心中懊，有燥热复与糟粕相搏而结为燥屎之可能，从"心中懊而烦，胃中有燥屎"可以推测之。既然复有燥屎阻结于内，自当以大承气汤再行下之。二为腹满尚轻，大便虽不甚通畅，但却是"初头硬，后必溏"，则非燥屎内结，故不可攻下。因初硬后溏之大便，多见于脾虚失润证候，妄攻必更伤脾胃，而有可能转化为里虚之变证。

阳明病下后，心中懊，如属于无形邪热郁遏胸膈，则宜清之，如228条"阳明病下之，其外有热，手足温，不结胸，饥不能食，但头汗出者，栀子豉汤主之"。此为下后，有形之实邪已去，而无形之热邪依然稽留，扰于胸膈所致。此证肠中既无燥屎，胸中亦无痰水，故唯从清宣立法，宜用栀子豉汤治疗。

病人不大便五六日，绕脐痛，烦躁，发作有时者，此有燥屎，故使不大便也。（239）

【解读】

"绕脐痛"即围绕着脐周围的腹部作痛，病人是在"不大便五六日"的前提下发生"绕脐痛"，这正是肠中有燥屎内结、阻塞气机、腑气不通的反映。浊热扰乱心神，故见有"烦躁"。"发作有时"是指日晡证候更为明显，因阳明旺于申酉，故当日晡阳明气旺之时，正邪斗争激烈，诸证发作加剧。燥屎内结是病机所在，"不大便"与"绕脐痛、烦躁"之间具有一定的因果关系，故云"此有燥屎，故使不大便也"。

上条已指明"若有燥屎者，宜大承气汤"，本条紧接于其后，不言治法，是属省文，理当用大承气汤下之。

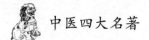

病人烦热，汗出则解，又如疟状，日晡所发热者，属阳明也。脉实者，宜下之；脉浮虚者，宜发汗。下之与大承气汤，发汗宜桂枝汤。(240)

【解读】

"病人烦热"，说明热势较甚，但究竟属表属里，还需进一步辨别。

如病属太阳表证，用解表发汗的方法治疗，则汗出表解而烦热消除。若汗后又出现阵寒阵热等寒热如疟的症状，是为太阳表邪未尽。"脉浮虚"（即脉浮缓而弱）提示病邪仍在太阳肌表，仍需用发汗解肌的方法以消散在表之病邪。"脉浮虚"已不能使用麻黄汤等发汗峻剂，以免过汗伤正，而只能取桂枝汤以疏风解表、调和营卫。

如病人从"如疟状"进一步发展为"日晡所发热"，则非病邪在表，而是属于阳明里热实证。"脉实"（即脉重按沉实有力）是阳明里实的确证，与"日晡所发热"并见，显示肠腑燥实热结已甚，必须改用大承气汤，以泄热逐实。

大下后，六七日不大便，烦不解，腹满痛者，此有燥屎也。所以然者，本有宿食故也，宜大承气汤。

（241）

【解读】

"大下"的言外之意是因有可下之证，已经使用过了大承气汤。"大下"以后，"六七日"又"不大便"，并出现"烦不解，腹满痛"，说明泻下未尽，又成燥屎。既已大下，为何又成燥屎？"所以然者，本有宿食故也"，作者对下之不尽作了注语，意是在病阳明之前即素有食积内停，而后又与燥热相合，故而比较顽固难下。

一次大下不能尽除，燥屎又再次复结；或因六七日不大便，纳食而不化，糟粕不能排出，与下后未尽之燥热相结，形成燥屎。既有宿食不解、燥屎复结，则又当再下，故仍用大承气汤。

太阳病有表证一汗表邪未尽而可再汗之法，阳明病亦有腑实一下不除而可再下之治。能否再汗与再下，均要从辨证以论治。本条所言"大下后，六七日不大便，烦不解，腹满痛者"，正是阳明腑实不解，内有燥屎的典型证候，"烦不解"是胃热上扰心神所致，其热势之重，固可知也，只有用大承气汤再下，方才不失治疗时机。

下后六七日不大便、烦不解、腹满痛、本有宿食等是本条的辨证关键。检索全书，其中尚有如下情形：
其一，"阳明病下之，其外有热，手足温，不结胸，心
中懊，饥不能食者"，是阳明病下后，腑气已通，而余
热扰于胸膈，故无腹满痛及结胸之象，而有心烦懊、
饥不能食，宜"栀子豉汤主之"；其二，下后不大便，
心烦谵语，蒸蒸发热，燥实较重，痞满较轻者，为调
胃承气汤证；其三，下后心烦腹满，不大便，结实未
甚者，为小承气汤证。可见阳明病下后，有病愈而不
可再下者；有可下而须辨析三承气汤之使用者；有不
可用下，而可用清法者。病情变化多端，均要从辨证
以论治。

病人小便不利，大便乍难乍易，时有微热，喘冒①
不能卧者，有燥屎也，宜大承气汤。(242)

【注解】

①喘冒：喘为气息不畅；冒为头目昏眩。喘冒就是
因气喘而头昏目眩，此处的喘冒系因实邪内停肠道、浊
气上攻所致。

【解读】

"病人小便不利，大便乍难乍易"，似乎燥结不甚、
未定成实，但见"时有微热，喘冒不能卧"，则可判断

为"有燥屎也，宜大承气汤"。因肺与大肠相表里，今燥屎内结，腑气不通，浊热上攻，已经影响到肺脏的呼吸功能，导致肺气肃降失常，则作"喘"，而且是"喘冒不能卧"，可见其"喘冒"之甚。

喘为气息不畅；冒为头目昏眩。"喘冒"并见，就是既有气喘，又有头昏目眩。此处的"喘冒不能卧"，显然系因"相傅之官"受浊热影响、"元神之府"被浊热蒙蔽所致。燥热内阻，则清阳不升，浊阴不降，其浊热之邪气反而逆转上攻，扰乱肺、心、脑等脏腑器官，从而导致一系列严重证候。故云"有燥屎也，宜大承气汤"。也只有用大承气汤荡涤其肠腑中的燥屎热结，撤消其致病之源，才有可能解除其"喘冒不能卧"等严重症状。

"时有微热"，并非是言其在里之燥热不甚，而是因为燥屎内结，邪热深伏于里，故体表之热反而不明显，但其在里之燥热却是非常严重。

"病人小便不利，大便乍难乍易"，医家有不同认识。有的认为是既有燥屎内结，又有热结旁流，结者难下，旁流者时下，故形成大便乍难乍易的特点。肠中有燥屎，燥热逼迫津液偏渗于膀胱，则小便当数多。但若燥热内盛，灼伤津液，津液内乏，则可见小便不利。有的认为是阳明燥热与糟粕结为燥屎，故大便乍难。然小便不利，是津液受燥热逼迫，部分反流于肠，则所结之燥屎，尚有部分得以稍润，故有排出乍易之时。

有的认为本条是承上条大下后六七日燥屎复结而来，言日程既久，则所结之大便，有迟有早，有甚坚者，亦有尚未坚硬者。其坚结者，则始终难下，故曰"乍难"；其未坚者，或有可通之时，故曰"乍易"。有医家在急腹症的治疗中，观察到所谓"不完全性肠梗阻"及"高位肠梗阻"有此大便乍难乍易情形，可与承气汤攻下。若作如是观，则小便不利，似作津伤理解为较妥。

食谷欲呕①，属阳明也，吴茱萸汤主之。得汤反剧者，属上焦也。(243)

吴茱萸汤方

吴茱萸一升（洗）、人参三两、生姜六两（切）、大枣十二枚（擘）。

上四味，以水七升，煮取二升，去滓，温服七合，日三服。

【注解】

①食谷欲呕：当进食时气逆要呕。

42

【解读】

阳明属胃，主受纳、腐熟水谷，其气以下降为顺。若因某种病因影响，则胃气不能正常下降，反而上逆，就可发生呕呃等症状，故曰"食谷欲呕者，属阳明也"。

阳明呕呃有寒热之异：以方测证，用吴茱萸汤治疗的"食谷欲呕"，应属于阳明寒呕。因胃气虚寒，不能腐熟水谷，若勉进饮食，必因寒浊所阻，不能受纳，以致胃气上逆，发为呕逆。寒浊之呕，其气不馊不腐，舌淡苔白，脉象缓弱。且胃气虚寒，易生饮邪，故常伴呕吐涎沫、脉象弦迟等。治当以吴茱萸汤温胃散寒、降逆止呕。

若上焦有热，扰于胸膈胃脘，亦会使胃失和降，发生呕吐。热呕一般其气酸腐，舌红，苔黄，脉数。治宜清泻上焦热邪，如栀子豉汤或枳实栀子豉汤等。误投吴茱萸汤，是以热助热，反致病情加重，故云"得汤反剧者，属上焦也"。

吴茱萸汤由吴茱萸、人参、生姜、大枣四味药组成。吴茱萸为方中主药，性味辛苦而热，善能暖肝胃而下气降浊，人参、大枣甘温以补益中气，崇土以制木；重用生姜以温胃散寒化饮、降逆止呕。因本证挟有水饮之邪，故不用甘草之缓恋。

太阳病，寸缓、关浮、尺弱，其人发热汗出，复恶寒，不呕，但心下痞者，此以医下之也。如其不下者，病人不恶寒而渴者，此转属阳明也。小便数者，大便必硬，不更衣十日无所苦也。渴欲饮水，少少与之，但以法救之。渴者，宜五苓散。(244)

【解读】

太阳病，脉寸缓，关浮，尺弱，此谓阳浮而阴弱，为风邪中于表，其人发热汗出，复恶寒，为太阳中风之表证。不呕者，邪尚未传里。但心下痞者，乃医误下，表邪乘虚入里所致。

如若表证仍在，治宜先解表，后攻痞。不下者，不恶寒而渴者，为太阳表邪传里化热，故曰转属阳明。病属阳明则胃家实，小便必数，大便必硬，虽十余日不大便也无痛苦，此谓律液减少并非燥屎内结，故不可与承气汤攻下。

渴欲饮水者，少少与之，唯恐停饮不化。若愈饮愈渴，小便不利，此属停饮，以法救治，以五苓散化气行水，蓄水得去，口渴自止。

脉阳微①而汗出少者，为自和也；汗出多者，为太服，渐加，以知为度。

【注解】

①趺阳：就是冲阳穴，在足背第二及三跖骨之间，为足阳明胃经的动脉。

【解读】

趺阳脉，即足背动脉，属足阳明胃经，以候脾胃后天之气。"趺阳脉浮而涩"，浮主阳盛，涩主阴虚，见于趺阳部位，则浮为胃阳亢盛，涩主脾阴不足。脾胃相表里，胃为水谷之海，主受纳腐熟；脾主运化转输水谷精微，如《素问·太阴阳明论》所云："脾与胃以膜相连耳，而能为之行其津液。"今胃强脾弱，强阳煎灼弱阴，使脾之功能受到约束，不能为胃行其津液，以致津液偏渗膀胱而"小便数"，不能还于胃中以滋润大肠，"大便则难"，此即"浮涩相搏，其脾为约"。脾约本于胃燥，而小便愈多，津液愈伤，脾阴愈弱，胃燥愈甚，如此形成恶性循环。

脾约证虽属阳明，但与诸承气汤证有所区别。承气汤证属阳明燥化成实，故多有潮热、谵语、烦躁、腹满硬痛等，其中固有津伤之象，然非脾失转输、津液偏渗所致，而应责之于燥热特盛，故病机重在阳明。脾约证虽有胃热，然不能与承气汤证之燥热比肩，其病机重点

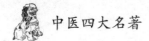

在于太阴阳明功能失调。脾约证以大便难为主要临床表现，治以麻子仁丸润下通便。

麻子仁丸即小承气汤加麻子仁、杏仁、芍药而成。大黄、厚朴、枳实具小承气汤意，有泻热去实、行气导滞之功，冀胃热衰减，脾不受制，可望恢复运转，行其津液。麻子仁润肠滋燥，通利大便。杏仁润肠，又能润肺而肃降，使气下行，从而有利于传导之官。芍药和营血而缓急迫。方后云"蜜和丸"，是取润下缓行之意。又曰"丸如梧桐子大，饮服十丸，日三服"，知药量甚小，是缓而又缓也。"渐加，以知为度"，亦见其病有轻重，禀赋有厚薄，投量多少，可审情度势而定。然多少之间，必以知为度，是不使其太过或不及。

太阳病三日，发汗不解①，蒸蒸发热②者，属胃也，调胃承气汤主之。（248）

【注解】

①发汗不解：指用发汗法后病仍未愈，不是太阳表证不解。

②蒸蒸发热：形容发热如蒸笼中热气向外蒸腾。

【解读】

"太阳病三日"，即本病是由太阳病发展而来。"发汗不解"，并非指表证未罢，而是指病邪未除而向里传变。"蒸蒸发热者，属胃也"，形容内热较盛，向外蒸腾。内热盛如此，则不恶寒、反恶热等阳明外证更加明显，说明病邪已由太阳之表转属阳明胃腑之里。

这里以蒸蒸发热作为阳明病的典型证候，并以此区别于太阳之发热恶寒和少阳之往来寒热。由于里热伤津，发汗又伤津，故本证以阳明燥实为主。惟其热势蒸腾，有外达之势，则腑中结实未甚，形无大实大满之候，尚未达到发潮热、腹满疼痛拒按的严重程度。病属燥热初结，故治以调胃承气汤软坚润燥、泻热和胃。

伤寒吐后，腹胀满者，与调胃承气汤。(249)
【解读】

伤寒本为太阳表证，不当吐而误用吐法，胃的气液受伤，邪气内陷而化热，津伤化燥而成实，燥实阻滞，阳明腑气不通，则大便秘结而腹胀满。此腹胀满，乃因燥实而致，故其治仍以调胃承气汤和胃润燥。燥实去则腑气通，腑气通则腹胀除。

以上两条，从蒸蒸发热和腹胀满的内外证候，反映并概括了调胃承气汤证的特点。由于此调胃承气汤证来自于太阳病汗吐后津伤化燥，初结阳明，病情还没有达到非常严重的程度，故其治不用大承气汤，而用调胃承气汤，从这个意义上讲，调胃承气汤证又可看作是胃家实的一个轻证，而兼有胃气受损，因吐法亦能伤中气。

太阳病，若吐若下若发汗后，微烦，小便数，大便因硬者，与小承气汤和之愈。（250）

【解读】

太阳表证，当发汗解表，妄用吐下，是为误治；先吐下而后再汗，是为治疗失序，其结果必致邪不解而内陷。若内陷胸膈，见烦热、心中懊，属栀子豉汤证，二便多无改变。今吐、下、发汗后，病人出现了微烦、小便数、大便硬等证，说明邪热内陷阳明，形成了阳明腑实证。

误治津伤，表邪入里化热，其势尚轻浅，故见微烦；热迫津液偏渗于膀胱，不能还于胃中，所以小便频数而多，大便干结而硬。本证以气滞热结为主，尚未达到谵语、潮热、手足濈然汗出等燥屎结实的程度，且在汗、吐、下后正气受伤，故不宜大承气汤峻下，只可以小承气汤泻热通便，使胃肠气机得以调和通畅则病可愈，故曰，"与小承气汤和之愈"。

得病二三日，脉弱，无太阳、柴胡证，烦躁，心下硬。至四五日，虽能食，以小承气汤，少少与，微和之，令小安。至六日，与承气汤一升。若不大便六七日，小便少者，虽不受食，但初头硬，后必溏，未定成硬，攻之必溏；须小便利，屎定硬，乃可攻之，宜大承气汤。(251)

【解读】

"得病二三日"的"病"泛指疾病，确切地说是指外感热病。"脉弱"，是对脉紧而言，紧变缓相对地叫"脉弱"，由此可推测是寒邪已化热入里。"无太阳、柴胡证"，即既无太阳表证，又无小柴胡汤主治的少阳半表半里证。"烦躁"是里热上扰心神，"心下硬"是胃脘部硬满，均为阳明里实、胃气不和之证。

"至四五日"，烦躁心下硬满仍不缓解，言外之意，当有不大便一证，若反不能食，腹满疼痛拒按，脉沉紧，是燥屎已成，腑气不通；今能食，心下硬而脉弱，说明阳明病势轻浅，不耐峻下攻伐，只能"以小承气汤少少与之"，以微和胃气。小承气汤的服法是煮取 1 升 2 合，分 2 次温服。故"少少与"，则 1 次只服三五合，而不超过 6 合，以微和胃气，使烦躁小安。

若服药后至 6 日仍不见大便，则须加大药量，可给予小承气汤 1 升，则大便可下。

不大便六七日，小便少者，虽不能食，亦不可贸然使用大承气汤猛攻。因为小便少是津液尚能还入肠中，推测其大便尚"未定成硬"。大便不硬，燥屎未成，则不可攻之。有的还可能是大便初硬后溏，与脾虚失运有关，若误用大承气汤峻攻，必伤脾胃之气，以致运化失职，水谷不别而溏泄不止，故曰"攻之必溏"。

"须小便利"是紧承前文而引申可攻之证。即病者六七日不大便，而小便自利，则津液渗于膀胱，无以滋润肠燥，肠中糟粕因之结为燥屎，阻塞不通，故可攻下，宜大承气汤。推测津液偏渗而燥屎已经形成之时，腹满痛拒按、舌苔黄厚等里实燥结证候也当明显。

综观本条烦躁、心下硬、不大便等证，尚难确诊燥屎成与未成，审证之法，须动态观察，即审视病程之进展，通观病情之变化，如能食与不能食、小便利与不利等，全面分析，以利于作出正确判断。

伤寒六七日，目中不了了[①]，睛不和[②]，无表里证[③]，大便难，身微热者，此为实也，急下之，宜大承气汤。（252）

【注解】

①目中不了了：两眼视物不清楚。

②睛不和：眼球转动不灵活。

③无表里证：没有典型的阳明里证和外证，即无明显的潮热、谵语、腹满痛拒按、手足溅然汗出、不恶寒、反恶热等症状。也有人认为是表证与里实证的表现都不典型，既无明显的发热恶寒之表证，也无明显的腹满潮热之里证。还有人认为是无半表半里之少阳证。

【解读】

"伤寒六七日"，言其发病过程已久，已经化热入里，并且里热炽盛，不仅耗伤了胃肠津液，而且也损伤了肝肾阴液，"目中不了了，睛不和"就是肝肾之阴被燥热劫夺的表现。"目中不了了"，即视物不清楚，此为病人自觉症状。"睛不和"即两目呆滞，瞳子不能瞬动，乃为他觉症状。

由于肝开窍于目，目受血而能视，今胃肠肝肾阴液被劫，不能濡养经脉，眼睛失却阴液濡润，故视物不清，睛不调和。其人"大便难"而不通，身又有微热，说明里热深伏而腑气不通，故曰"此为实也"。此处"大便难"、"身微热"是画龙点睛地指出"目中不了了、睛不和"之证缘于阳明燥热之实。

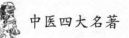

此时虽然只见大便难、身微热，而不见典型的阳明里证和外证，即无明显的潮热、谵语、腹满痛拒按、手足濈然汗出、不恶寒、反恶热等症状，所以叫"无表里证"，但是"目中不了了，睛不和"的真阴欲竭之象已经出现，说明真阴危亡立待，病情危重。法当急下以存阴，而不能犹豫徘徊。只有用大承气汤急下存阴，也是保存津液的有效方法。

因胃肠燥热太甚，必然下劫肝肾之阴，要想保阴，必须急下，把肠中燥热驱逐体外，才能保住下焦阴水不涸。及时使用大承气汤攻下燥屎，犹如釜底抽薪，既能驱除邪气，又能保护阴液，这才是急下存阴的方法及意义。

阳明病，发热汗多者，急下之，宜大承气汤。（253）

【解读】

阳明病发热汗多是阳明里热亢盛反映于外的证候，此时腑中燥热结实，不大便、腹满疼痛拒按等自不待言。在里之燥实热结不除，则发热汗出不止。泻除燥实热结，当用大承气汤，急下存阴，以免燥热焦燎，危及生命。对此证提出"急下"的关键在于"汗出多"。

汗为人体五液之一，由津液所化生。汗出多，津液被耗而阴伤，阴伤则体内燥热愈盛；燥热愈盛，汗出亦愈多，从而形成发热汗出有不尽不已之势，不仅损伤阳明胃液，而且又有内竭肝肾真阴之虑。汗出多则热极津涸之候将接踵而至。此处提示医者要见微知著，遇有热汗不已者，亦当用大承气汤釜底抽薪，急下以存阴。

发汗不解，腹满痛者，急下之，宜大承气汤。（254）

【解读】

"发汗不解"，非指表不解，乃言其病未解。"腹满痛"，则是里实之证。里实当下，但为何要急下？原因是本证病情变化迅速，燥热邪气嚣张，如不以大承气汤急下，则不足以遏其势，而伤阴之弊在所难免，腑气壅塞不通则后果更为严重。

汗法本为太阳表证而设，若太阳病汗不得法，或阳明热证误用汗法，均可导致病不解，成为表邪迅速入里，化热成燥，或为阳明里热不除，津伤化燥，从而形成阳明腑实证。本条"发汗不解"，迅即出现"腹满痛"，足见燥热盛实，传变迅速，故当急下以存阴。若当下不下，坐误时机，则循衣摸床、惕而不安、微喘直视等险证丛生。因此提示医师，要从疾病的发展趋势中看到其后果的严重性，并善于抓住时机，及时采取紧急措施，运用恰当的治疗方法，以达到祛邪扶正的目的。

阳明病腹满痛何以要急下？要知本证发展极为迅速，盖以一汗之后，旋即腹满硬痛，是里热方炽，腑气就闭，为时虽短，病情已趋严重，若不急下，则伤津耗液，种种险恶之候堪虑。"发汗不解"即现"腹满痛"，可知其病情发展迅速，病势咄咄逼人，迟则生变。

腹满不减，减不足言，当下之，宜大承气汤。（255）

【解读】

腹部属太阴、阳明所主。腹部持续地胀满而不减轻，或即使减轻一些，也微不足道，则属阳明腑实而不是太阴脾虚。燥屎内结，腑气不通必兼见大便不通，腹痛拒按等证，其治当用大承气汤攻下。

本条为实邪阻滞特甚，因而气机壅滞，大满不通之候，故不言潮热谵语、手足濈然汗出如何，而曰腹满不减，减不足言。即腹满严重，终日不减，即令有所减轻，然程度极微，不足言减，内实腹满尤甚，既为内实腹满，则疼痛拒按、大便不通、舌苔黄厚干燥等证伴见。本条"腹满不减，减不足言"是为辨证眼目，但只凭此证还不能就用大承气汤。应与前面诸条参合，方能全面掌握大承气汤证的辨证要点。

腹满一证，论其标属实，但究其本，则有虚实寒热之异。《金匮要略》有"病者腹满，按之不痛为虚，痛者为实"，"腹满时减，复如故，此为寒"的记载，对腹满的寒热虚实做了很好的鉴别。若腹满时减，按之不痛，并见便溏泻利等证，则属太阴脾虚腹满，当治以温运之法。

阳明少阳合病，必下利，其脉不负者，为顺也，负者，失也①，互相克贼，名为负也。脉滑而数者，有宿食也，当下之，宜大承气汤。(256)

【注解】

①其脉不负者，为顺也，负者，失也：这是根据五行生克的学说，从脉象上来解释疾病的顺逆。阳明属土，少阳属木，二经合病而下利，如纯见少阳弦脉，则木必克土，病情较逆，这就是所谓的"负也"、"失也"；如果脉见滑数，则木不克土，这就是所谓的"顺也"。

【解读】

凡合病，多为邪气较盛的问题。阳明主胃土，少阳为胆木。少阳与阳明、胆与胃，有木土相乘相克的关系。胃主受纳腐熟，胆主疏泄。胃肠的受纳消化功能，要借助胆的疏泄作用。

今少阳阳明合病，少阳属木而能化火，阳明属土而能化燥，火燥相合，胆胃具病，因而邪热炽盛，直走大肠，或有燥结在中，亦逼迫津液下趋，使传导功能失常，故发为下利。

阳明之脉本应见实大，少阳之脉本应见弦。若阳明少阳合病下利见阳明实大脉象，是胃气不衰，即为"不负"，其病易愈，故"为顺也"。若见少阳弦脉，是胃气虚馁，木来乘土，其病进而难愈，故"为负也"。"负者，失也"，言其正气不足，胃气衰败。土虚木乘，是为贼邪，故曰"互相克贼"。以五行乘侮关系而论，凡属相克而致病者，均称为"贼"。

脉滑而数，滑主食，数主热，为阳明有宿食的脉象。若脉不弦，说明木气不盛，中土未衰，故为顺，其病易治，下之则愈，宜大承气汤。然亦必诊得腹满疼痛、拒按、泻下不爽、舌苔黄厚等腑实见证，始可下之。

　　《伤寒论》中关于二阳合病而见下利的有：32 条
"太阳与阳明合病者，必自下利，葛根汤主之"。33 条
"太阳与阳明合病，不下利但呕者，葛根加半夏汤主
之"。是太阳阳明合病，而病变偏甚于太阳，表证明显，
无内热，亦无宿食，故取发散风寒、升津止利为法。
172 条"太阳与少阳合病，自下利者，与黄芩汤；若呕
者，黄芩加半夏生姜汤主之"。

　　是太阳传少阳之热，内迫肠胃而致吐利，亦为少阳
阳明相互克贼之象。因无宿食，故主苦寒清热、坚阴止
利。本条为阳明少阳合病见下利，是病邪偏重于阳明之
里，所以治用大承气汤。前后三条分析比较，则层次分
明。本条之阳明少阳合病，因属阳明有宿食内结，故其
下利多属热结旁流，应伴有潮热、腹满疼痛，不欲食，
恶闻食臭等证。三者虽都有下利，但脉因证治各异，临
证需作鉴别。

　　病人无表里证，发热七八日，虽脉浮数者，可下
之。假令已下，脉数不解，合热则消谷善饥，至六七日
不大便者，有瘀血，宜抵当汤。（257）

　　【解读】

　　"病人无表里证"，是说既无头项强痛而恶寒的太阳

表证，也没有谵语、腹满疼痛的阳明里证。发热延续七八日不解，此时应当考虑邪热在里的问题。虽脉见浮数，但因无表证，故为阳脉阳证而主热，为里热亢盛，充斥内外，气血流行偏旺之象，可用下法以泻其热。

"假令已下"，则气分之热可去，浮脉因而不现，但血分之热不因寒下而减，故数脉仍在。至六七日不大便，乃热与瘀血相搏，而非燥屎不通，以消谷善饥，腑中无燥屎阻塞故也。此外，血瘀则络阻，不通则痛，因而随瘀血之所在，而有腹中硬满疼痛。

又因瘀血之新久，而有喜忘或发狂、小便利等证，如此则血证谛也。一般地说，邪热在于胃肠气分，若伤津化燥而成为阳明燥实之证，则其人当不能食，而今却消谷善饥，表明邪热不在阳明气分，未形成腑实，而是热在血分，与血相搏结，为瘀血之证。其治当用抵当汤泄热破瘀。

此之瘀血证，只概要提及发热、脉数、不大便等临床表现，而尚未能详细具体地阐述其特点。参照前述有关抵当汤证条文，知瘀血之证，屎虽硬，却大便反易，其色必黑。而本条却又言六七日不大便，何也？盖瘀血有离经者，有未离经者。血已离经，必蒸如胶漆，故大便反易；其未离经者，只在经脉之中，肠腑无所润滑，

故为不大便也。此类病证，用承气汤多不能治愈，有时
大便虽下，瘀热却不解，脉数亦不除。并可伴见发狂、
喜忘、脉沉结等证，此与阳明腑实不大便的可下之证，
显然有别。

若脉数不解，而下不止，必协热^①便脓血也。
(258)

【注解】

①协热：夹杂着发热的症状表现。协，夹杂的意
思。热，指病人表现出的发热的症状。

【解读】

若下后脉浮已去而脉数不解，又不大便而消谷善
饥，是气分之热罢，热入血分，发为瘀血证。此言下
后，而利不止，是热邪向下，灼伤阴络，迫血下行，血
热相蒸，腐败为脓血，故曰协热而便脓血也。

阳明病属于胃肠之病。阳明多气多血，邪热伤于阳
明，有在气分与血分之异。阳明燥热甚者，是为气分
证，并有胃腑热盛与肠腑燥结的差别，如白虎汤证、承
气汤证即是。邪热伤及血分者，是为血分证，并有瘀血
与便脓血的不同，如上条和本条所述。

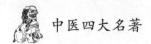

伤寒发汗已，身目为黄，所以然者，以寒湿在里不解故也。以为不可下也，于寒湿中求之。（259）

【解读】

本证见"身目为黄"，故属黄疸。黄疸有阳黄、阴黄之分。阳黄是湿热发黄，属实证；阴黄的性质与湿热发黄不同，是寒湿发黄，多属于本虚而标实。湿热内蕴，热不得越，湿不得泄，则可发阳黄。若得汗出，则可使湿热泄越，而不能发黄。今"伤寒，发汗已，身目为黄"，是为寒湿发黄。

伤寒发汗，若治疗得法，其病当愈。今汗后身目发黄，以汗不如法，损伤中阳，脾胃不健，以致寒湿内生。或素来中阳不旺，汗后外邪陷入太阴，亦成寒湿之患。寒湿虽生于中焦，然郁而不化，亦能阻碍肝胆疏泄功能，胆汁因而不循常道，外溢肌肤，布散全身，则为发黄，故云"寒湿在里不解故也"。

阳黄与阴黄虽均为湿邪，但阳黄为胃腑有热，湿与热合，阴黄为脾脏有寒，湿与寒合，病机不同，治法迥异。阳黄即湿热发黄，为阳明有热，其治可下；阴黄即寒湿发黄，为太阴脾寒，不能使用攻下之法，而应当温中散寒除湿，即所谓"以为不可下也，于寒湿中求之"。论中未提及具体治法方药，可考虑选用茵陈五苓散或茵陈术附汤等以温中散寒祛湿。若中阳虚明显者，也可选用理中汤加茵陈；若肾阳虚较甚者，则可选用四逆汤加茵陈。

"以为不可下也"是引申治法禁例。盖寒湿中阻，脾阳虚馁，木失条达，气机不畅，也可致腹满，但"腹满时减，复如故"，此与"腹满不减，减不足言"者大异。临证之际，但察得寒湿之象，则腹满属太阴，切忌攻下，恐苦寒药物，更伤中阳。寒湿发黄不仅禁用寒下，即汗、吐、清等法也均在禁例。

本条侧重于论述寒湿发黄的病因病机，而其证候叙述甚简。从其病机推断，并根据临床所见，寒湿发黄一般多伴有脾虚寒湿之证，如畏寒、肢冷、不烦不渴，口中和，舌胖而淡嫩，脉沉迟无力，大便溏薄，小便不利等。其黄疸颜色则晦暗不泽，多不发热，这与阳黄发热、黄疸颜色鲜明（如橘子色）等明显不同。

伤寒七八日，身黄如橘子色，小便不利，腹微满者，茵陈蒿汤主之。（260）

【解读】

本条补述湿热发黄的证治，应与236条合参。236条讨论了病因病机和部分临床表现，本条又补述其典型

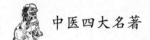

症状。阳明发黄，身黄如橘子色者，是黄色鲜明而润泽，这也反映了热甚于湿的特点。

再与236条头汗出、身无汗、小便不利、渴饮水浆等联系起来，则知其邪无去路，乃湿热胶结之象。湿热郁结在里，肠胃之气壅滞不利，故腹微满，或可见大便秘结不爽等证。

"腹微满"与236条"热结在里"遥相呼应。彼言热邪内郁之机，此言热邪内郁之象。以热邪郁结在里，气滞不通，故腹满。此皆湿热壅滞于中而影响肝胆疏泄所致，故治用茵陈蒿汤清热利湿泻实以退黄除满。

伤寒，身黄，发热，栀子檗皮①汤主之。(261)

栀子檗皮汤方

肥栀子十五个（擘）、甘草一两（炙）、黄檗二两。

上三味，以水四升，煮取一升半，去滓，分温再服。

【注解】

①檗皮：即黄檗，也作黄柏。

【解读】

本条亦为湿热发黄证，属之阳黄，仍有身、目、小便俱黄，黄色鲜明等特征。病机为湿热蕴结，郁滞三焦，肝胆受其熏蒸，胆热溢泄，以致发黄。因而无汗、小便不利是其必有证候。发热乃湿热内盛之征。以方测证，本条用栀子柏皮汤，均为寒凉之品，有清利三焦湿热以退黄的作用，故应有心烦、懊、口渴、苔黄、脉濡数或滑数等症状。

本证与茵陈蒿汤证的差别在于瘀热不重，亦无腹满、便秘等症，故不以大黄通下瘀热，而以栀子、黄柏清热利湿。

本方苦甘合剂，有清热利湿退黄之效。其中栀子苦寒质轻，清利之中又有宣透作用，可清泄三焦之火，并通利三焦水道，开湿热壅结，还可除烦热。黄柏苦寒趋下，清热利湿燥湿。甘草和中，并制栀子、黄柏苦寒伤胃之弊。

栀子偏于清上焦，泻心火；黄柏偏于清下焦，泻相火；甘草奠中，以缓苦寒之性，不使寒凉之药损伤脾胃。三药相伍，用于正气偏弱、阴中有伏热而黄疸日久不退的，最为合机。

伤寒瘀热在里，身必黄，麻黄连轺①赤小豆汤主之。（262）

赤小豆汤方

麻黄二两（去节）、连轺^①二两（连翘根也）、杏仁四十个（去皮、尖）、赤小豆一升、大枣十二枚（擘）、生桑白皮（切）一升、生姜二两（切）、甘草二两（炙）。

上八味，以潦水^②一斗，先煮麻黄再沸，去上沫，内诸药，煮取三升，去滓，分温三服，半日月艮尽。

【注解】

①连轺：赵刻本《伤寒论》连轺下，有"连翘根是"四字，现代均以连翘代替。

②潦水：即地面流动之雨水。李时珍注："降注雨水谓之潦，又潘雨为潦。"韩退之注："横潦无根源，朝灌夕已除。"

【解读】

"伤寒，瘀热在里"，即外有风寒束表、内有湿热蕴郁。表邪不解，使湿热之邪难以外越；湿热内蕴，又阻碍表邪之外散。从而形成了表气闭郁而湿热内蕴的发黄证候。"身必黄"是"瘀热在里"而熏蒸于外的必然结果。表邪不解，应见发热、恶寒、无汗、头身疼痛、脉浮、身痒等，湿热在里，心烦、懊、小便不利等也在所必见。本证当治以宣散表邪、清利湿热，用麻黄连轺赤小豆汤。

本条与 236 条都有"瘀热在里",但二者同中有异。所同者均属内有湿热熏蒸而发黄,湿热无宣泄之路,则无汗而小便不利。所异者,彼证"瘀热在里"是湿热闭结,腑气壅滞,故腹满而大便秘结。此证之"瘀热在里",惟湿热郁蒸而已,并无腑气壅滞,故无腹满、大便亦不秘结。

麻黄连轺赤小豆汤以麻黄、杏仁、生姜,宣散表邪,以解阳郁之热,兼宣肺利水湿之气。连轺即连翘根,亦可用连翘代替,可清热透邪。生梓白皮苦寒,亦能清热利湿。赤小豆清热利湿,兼以活血,善治瘀热。甘草、大枣和中健脾,配于此方中,一则可行津液以资汗源,一则可和脾胃而助运化,能顾后天之本。潦水即地上所积雨水,古人称为"无根之水",因其无根味薄,故不助湿气。

本方外能祛风散寒疏表,内能清热利湿解毒,开鬼门、洁净腑,兼而有之,因此用于治疗湿热郁结发黄而表邪不解者,效果甚好。现用于治疗急性黄疸初起,多能取效。同时还可治疗湿热蕴郁所致的其他疾患,如荨麻疹、皮肤瘙痒等病证。方中麻黄、生姜等辛温之品,不宜久用,待表证一解,即应去之。生梓白皮一般药店不备,若无此药,可用桑白皮代之,或茵陈蒿、车前

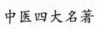

草、椿根皮等代之亦可。

少阳之为病，口苦，咽干，目眩也。(263)

【解读】

"口苦、咽干、目眩"三证，是少阳胆腑有热的表现。少阳之气主升发疏泄，其性喜条达而恶抑郁。邪犯少阳，升发疏泄机能失常，气机郁滞。气郁则易化火，故出现少阳病的热证。少阳胆腑内藏精汁，其味最苦，今热气蒸迫胆液上溢，必见口苦。

凡见口苦，则多为肝胆火郁之证，确有其临床意义。若火热灼伤津液，则可见咽干。足少阳之脉起于目锐眦，且胆与肝互为表里，而肝开窍于目，故胆火上扰，干犯清窍，必头目昏眩。

口苦、咽干、目眩三证均缘于胆火上炎，是少阳胆热最常见的症状，也是病人的自我感觉，能从总体上揭示少阳病的本质，并及早认识疾病已经由寒化热，离表内传，进入表里之间，由此可以提高对疾病性质转化的预见性，因而将之作为本经提纲。邪入少阳，正邪分争，枢机不利，影响脾胃的气机升降和受纳运化功能，又经常出现往来寒热、胸胁苦满、默默不欲饮食、心烦喜呕等症状，因此需与前文（太阳病篇）96条合参，以利于全面认识。

少阳中风，两耳无所闻，目赤，胸中满而烦者，不可吐、下。吐、下则悸而惊。（264）

【解读】

"少阳中风"即少阳经脉感受风邪。风为阳邪，其性善行而数变，遇火则热，得水则寒。足少阳胆经起于目锐眦，上头角，下耳后，入耳中，下贯胸膈；手少阳三焦经，布膻中，散络心包，下膈。少阳主火，受风邪影响，易于升腾。风火循经上行，扰于清窍，故耳聋、目赤。风火走窜经脉，结于胸胁，气机不畅，故"胸中满而烦"。

少阳病位在半表半里，非上非下，又无痰、食等有形之实邪，故"不可吐、下"。宜行和解之法，使少阳枢机得运，则风火自散。

少阳为小阳，抗邪能力本弱。若见"胸中满而烦"就误认为是实邪内阻，妄施吐、下之法，则病必不除。不仅对少阳之邪没有起到治疗作用，反而还要耗伤气血，以致心神失养，胆气虚损，决断失职，神无所主，而产生心悸、惊惕等变证，故少阳病禁施吐、下之法。

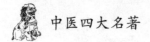

伤寒，脉弦细、头痛、发热者，属少阳。少阳不可发汗。发汗则谵语，此属胃。胃和则愈；胃不和，烦而悸。（265）

【解读】

病伤于寒，头痛、发热者，本属太阳表证，当见浮紧或浮缓脉，则属太阳病证无疑。今见脉弦细，而不是浮紧或浮缓，说明病邪已不在太阳之表，而是由表向里传变，已经进入半表半里之间，故曰"属少阳"。属者，转属之意。因本为太阳伤寒，现在病情发生转化，已经传入少阳，故不言少阳病，而言"属少阳"。

伤于寒、病在表者，发汗则愈。但当病变传入少阳之时，病邪已经由寒化热，性质发生了根本性的改变，病位也已经转入半表半里之间，故在治疗方法上已"不可发汗"，而应改用和解枢机、助正达邪之法，以清除少阳半表半里之热。

如果误用辛温之药以强发少阳之汗，则必然助热生火，并劫伤胃中津液，而化热成燥。燥热上炎，扰乱心神，则可见神昏谵语。"此属胃"是已经由半表半里的少阳胆热转化为纯粹在里的阳明胃热，属于里热亢盛的实热证候。

胃热实证的转归如何，需视胃气能否自和以及津液能否自复来决定。若胃气能够自和，则胃热可以自行消除、津液可以自行恢复，神昏谵语等症状也可以自止。然阳明中土，万物所归，无所复传，胃热津伤常难以自和，需施以清泄热邪、滋养津液等法，如少与调胃承气汤，微和胃气，始能令其恢复，即"胃和则愈"。

若胃气不和，是迁延失治，或治非得法，药不奏效，以致胃热津伤更重。如果燥热亢盛，持续不解，津液不能恢复，则必将进一步耗伤阴血。阴血伤则心失所养，故可见心烦、心悸等证。

关于少阳病的脉象，太阳病篇与阳明病篇都曾有过论述。如前文148条"脉细者，此为阳微结"，这里的阳微结就属于少阳病的轻微热结。再如前文（太阳病篇）的100条"阳脉涩，阴脉弦，法当腹中急痛，先与小建中汤；不差者，与小柴胡汤主之"，又提出了少阳病可见弦脉。本条更明确指出"脉弦细"，"属少阳"，是对以上两条精神的综合。弦主少阳经脉气机不利，细主少阳正气（气血津液）不足。

以上两条，都论述了少阳病的治疗禁忌，前条讲少阳病不可吐下，吐下则悸而惊，本条谓少阳病不可发汗，发汗则谵语，甚至发生烦、悸等证。金元时期的李东垣又提出少阳病还应有利小便之禁，对少阳治禁又做了进一步的补充。《医宗金鉴·伤寒心法要诀》对少阳治禁作了如下归纳："少阳三禁要详明，汗谵吐下悸而惊，甚则吐下利不止，水浆不入命难生。"

少阳病在治疗上禁用汗、吐、下与利小便之法，是言其常。但在小柴胡汤和解的基础上，若能根据病情变化，酌情兼用汗、下、利小便之法，则亦可取得良效，此又是言其变。故治疗少阳病证，如果能够做到知常达变，灵活巧妙，能方能圆，则就更为全面地掌握了治疗方法，是为得道上工。

本太阳病不解，转入少阳者，胁下硬满，干呕不能食，往来寒热，尚未吐下，脉沉紧者，与小柴胡汤。（266）

小柴胡汤方

柴胡八两、人参三两、黄芩三两、甘草三两（炙）、半夏半升（洗）、生姜三两（切）、大枣十二枚（擘）。

上七味，以水一斗二升，煮取六升，去滓，再煎取三升。温服一升，日三服。

【解读】

本为太阳病，由于治疗不及时或治疗不当，病邪不但没有解除，反而化热入里，转入少阳。"胁下硬满"，是少阳经气不利的反映；"干呕不能食"，是少阳气郁而胃气不和，"往来寒热"，是正邪交争于半表半里，而互有进退。此时如果未经误治，而脉见沉紧者，可用小柴胡汤治疗。

少阳病主脉本应为弦细，而此处却谓"沉紧"，何也？盖斯证"本太阳病不解，转入少阳"，邪离太阳之表，则其脉不浮，相对之下，亦可谓之"沉"，并显示太阳表证已解。"紧"虽然不是少阳主脉，但弦之甚者，亦类似于"紧"。合称"沉紧"，还寓有少阳经脉气机郁滞不伸之意。

若已吐、下、发汗、温针，谵语，柴胡汤证罢，此为坏病，知犯何逆，以法治之。(267)

【解读】

彼言太阳传少阳，未经吐下之治法，仍以和解为主，可与小柴胡汤。此言少阳病迭用汗、吐、下、温针等法，误治再三，则病情不变者亦变，不坏者亦坏。少阳本无"谵语"，今发"谵语"，是病情恶化。柴胡证罢，即"往来寒热、胸胁苦满、默默不欲饮食、心烦喜呕"以及"口苦、咽干、目眩"等少阳病证已经消失，病离少阳之半表半里，而全陷入于里，故云"此为坏病"。"坏病"则病情更加沉重而复杂，难以再用六经病证直指其名。

就"谵语"之"坏病"而言，有属于阳明里热亢盛者，也有属于他经者。既有邪实之"谵语"，也有正虚邪实之"谵语"，更有亡阳"谵语"，种种不一。况且此处也仅仅是举"谵语"为例而已，其他复杂表现不一而足，自属省笔无疑。因为病情沉重而复杂，难以用一种或几种治法说清楚，故只好"观其脉证，知犯何逆，随证治之"。至于具体治疗方法，则要观察其脉证变化，详究其致病根源，从而制定相应的治疗方法。

以上两条说明了 3 个问题：太阳病不解，可自然传变而转入少阳；误治变证不仅发生于太阳病，也可见于少阳病；少阳病误治变证多端，很难以一种治法而概括全面，张仲景所谓"知犯何逆，以法治之"，仅是一个救治的原则。

三阳合病，脉浮大，上关上①，但欲眠睡，目合则汗。（268）

【注解】

①上关上：意思是指脉象浮大而长，直达关部以上至寸部。

【解读】

三阳合病者，为三阳同时受邪，但脉证侧重于少阳。

邪热壅盛，所以脉浮大上关上，浮为太阳，大为阳明。上关上者，仲景脉法称关脉为关上，关脉候胆，为少阳是也。三阳之脉同见，侧重何经，须再谛证，脉浮大，上关上，可认为少阳邪热壅盛。但欲眠睡，为三阳合病，邪热神昏，脉见浮大，此阳盛阴虚也，必须与少阴病脉微细，但欲寐之阳虚阴盛之证相区别。

"目合则汗"，也称盗汗。目合则阳入于阴，少阳本主相火，阳热内迫则里热益盛，阳加于阴谓之汗，里热逼津外渗故目合则汗。三阳合病仍以少阳邪热为主，治当和解少阳。

伤寒六七日，无大热，其人躁烦者，此为阳去入阴①故也。（269）

【注解】

①阳去入阴：离表入里。

【解读】

"伤寒六七日，无大热"，应是外感表证已经过了一个周期，发热、恶寒、头痛、脉浮等表证已经消失。今身无大热，其人躁烦，则是表证不复存在，病邪已经向里传变。若患者身有大热、不恶寒、但恶热、烦躁不安，则是里热亢盛的阳明证候。

今患者"无大热"可推测为身有热而热不甚，"躁烦"则可推测为有点轻度烦躁而情绪不安，热邪未尽入里，而尚在半表半里之间，与少阳枢机不利、不能枢转有关。邪气由表入里，常以少阳为通路，因少阳为表里之枢。若表邪不甚，人体正气亦偏弱，则病邪在由表入里的过程中，就有可能稽留于表里之间，而发生"无大热，其人躁烦"的情况。治从少阳，用小柴胡汤和解之，则其证可以消失。

伤寒三日，三阳为尽，三阴当受邪，其人反能食而不呕，此为三阴不受邪也。（270）

【解读】

"伤寒三日"仅为举例而言，临证不必拘泥于日数。伤寒病已过数日，按一般规律，三阳经已传尽，三阴经当受邪。而三阴受邪，太阴则首当其冲，因为太阴为三阴之始。太阴病应见腹满而吐、食不下等证候，而今"其人反能食而不呕"，表明脏气未虚，中州健运，脾胃之气调和。

太阴脾气健旺，则少阴、厥阴亦安，既不见少阴吐利、欲吐不吐，更无厥阴饥不欲食、食则吐蛔，自是未传三阴，故谓"三阴不受邪也"。本条的辨证意义还在于临床治疗疾病时，需要注意少阳之气的盛衰，只要少阳之气不衰，病邪就有可能外解，未必一定会由表入里而传入三阴。

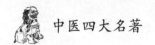

第3章　辨少阳病脉证并治

伤寒三日，少阳脉小者，欲已也。(271)

【解读】

"伤寒三日"，病邪已经传入少阳。少阳病，应见弦脉，而今脉象不弦反小，说明少阳胆热已衰。以脉断病，是小则病退之义。少阳是为小阳，脉当弦细，如脉仅见细小而不弦，反映邪气已经衰退，正气尚待恢复，是病情向愈的征象。所以说"少阳脉小者，欲已也"。

临床最好是脉证合参：伤寒3日，病传少阳，脉小，并诊得全身证候也逐步减轻，渐趋和平，表明少阳之邪已退，病将向愈。反之，如果少阳之脉虽小，而证候却不减轻，甚至加重，则是邪胜正虚，病邪有内陷之势，需作鉴别，勿与本条混淆。

少阳病，欲解时，从寅至辰上。(272)

【解读】

寅至辰，指寅、卯、辰3个时辰，即现在的3~9时，共6个小时。卯时前后是日出阳升之时。少阳属木，其气通于春。春建于寅，是阳气生发之始。少阳病为枢机不运，胆火内郁之证。此时乘自然界阳气之升，被郁的胆火容易舒发，则枢机自能运转，三焦得以通畅，故为少阳病欲解之时。

少阳病以"口苦，咽干，目眩"为提纲，虽反映少阳火气为病的特点，然邪入少阳尚有枢机不利，正邪分争，影响脾胃功能一面，如往来寒热，胸胁苦满，默默不欲饮食，心烦喜呕，脉弦等症，临床仍需合参。少阳位于表里之间，变化多端，邪易传变，病证多有兼夹。

少阳病属半表半里之证，邪气已渐入里化热，所以禁用发汗；未至阳明里实，故不可下；胸中无痰水实邪内阻，故亦不可催吐。少阳病禁用汗、吐、下三法。因少阳邪热，已伤耗津液，故亦禁用利小便。以其症结在于枢机不转，故当以和解为主。俾枢机运转，则表里内外之气疏通，而少阳之病可解。

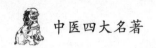

第4章　辨太阴病脉证并治

太阴之为病，腹满而吐，食不下，自利^①益甚，时腹自痛。若下之，必胸下结硬^②。（273）

【注解】

①自利：不因攻下而出现大便稀溏甚或夹有黏冻的证候。

②胸下结硬：胃脘部痞结胀硬。

【解读】

太阴虚寒证是脾阳不足，寒湿内蕴所致。因脾主运化，脾阳不足，阳虚生寒，水谷失运，易见寒湿停滞、阻碍中焦气机之证，因见腹部胀满之象。脾与胃互为表里，太阴脾病，水谷不化，浊气内阻，上逆于胃，则见吐而食不下之证。脾阳不足，清气不升反而下流，病人

80

虽食不下却反见下利甚剧之象，由于此下利非因外邪及攻下造成，故称自利。脾阳不足，温煦无力，太阴脾络拘挛不畅，故见腹痛；阳气稍振则太阴脾络拘挛可暂得缓解，是以腹痛呈时作时缓之象。

　　腹满、腹痛、食不下等证，既可见于太阴虚寒证，也可见于阳明热实证。脾虚寒证的腹满以胀满时减为特征，即"腹满时减，复如故"，且喜得温按，腹满痛也不因利下而减轻。阳明结实的腹满痛，一般无明显减缓之时，即或稍减亦程度轻微，即"腹满不减，减不足言"，且满痛拒按，即使是利下的"热结旁流"、泻下臭秽粪水，而其满痛亦不因此而得除。阳明结实的腹满痛为邪实有余，太阴脾虚寒证的腹满痛为正虚不足。虚寒证误用攻下，则正气愈虚，寒湿愈甚，易发生寒凝气结的胸下（胃脘部）结硬。

　　太阴中风，四肢烦疼，阳微阴涩①而长者，为欲愈。（274）

　　【注解】

　　①阳微阴涩：脉象浮取微，沉取见涩。阴阳，此处指诊脉时的沉取与浮取。

【解读】

脾主肌肉、四肢，脾阳气不足，防御力量下降，易见外邪侵犯四末之证。所以称其为太阴中风而非太阳中风，是由于病证出现在四末，而四末为脾所主之故。

既是外邪侵袭，何以不见周身疼痛、恶寒发热？原因在于一则邪少且部位局限，二则太阴阳气本已不足，正气与邪气相争力微，故病人仅见四肢烦疼、脉阳微阴涩等象。

太阴中风是本虚基础上外邪侵袭之证，因其阳气本虚，邪犯亦少，故脉浮取微弱，沉取见涩，脉由微涩转为长是脾气有恢复之机，正气有驱邪外出之象，故为欲愈之候。所谓"长则气治"是也。

与太阳中风证不同处在于：该证病位在四末故见四肢烦疼，太阳中风证病位遍及周身体表，故见全身疼痛；此外，太阳中风证正气不虚，故与邪相争剧烈而恶寒发热明显，本证正气内虚无力与邪争故仅见四肢疼烦。

本证与"太阳病篇"桂枝加芍药生姜各1两，人参3两，新加汤证皆为内虚夹外邪伤犯，但一则病位迥异，二则里虚性质亦不同。本证属太阴阳气不足夹有外邪侵犯，其阳虚较轻；桂枝新加汤证则是气营两伤夹表邪不去。

此外，本证与前述桂枝人参汤证虽皆为中虚兼外邪侵袭，而证候性质却有较大差异。本证因中虚较轻，未见下利、心下硬满等证，其邪犯少且部位仅限于四肢故见四肢疼烦；桂枝人参汤证中阳虚程度较重，因见下利、心下硬满等里证，其外邪所犯部位在太阳肌表，故见全身疼痛、发热恶寒等表象。

太阴病，欲解时，从亥至丑上①。(275)

【注解】

①从亥至丑上：相当于晚间21时至次日3时。

【解读】

太阴病是脾阳气不足的虚寒证。亥、子、丑相当于21时至次日凌晨3时之间，此为自然界阴极阳生之时，已虚之脾阳得自然界阳气之助可渐得振奋，故为太阴病欲解之时。

太阴病，脉浮者，可发汗，宜桂枝汤。(276)

【解读】

太阴病本是脾虚证，今"脉浮"明显，是外感表邪，且脾虚不甚，故"可发汗"。但不能用峻汗剂麻黄

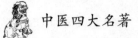

汤，而只能用桂枝汤，因桂枝汤既可外和营卫以祛风解肌，又能内调脾胃以治中焦，对中气虚不甚而夹有表邪者颇为相宜。

自利不渴者，属太阴，以其脏有寒①故也，当温之，宜服四逆辈②。（277）

【注解】

①脏有寒：即太阴脾脏虚寒。

②四逆辈：指四逆汤一类方药，包括理中汤在内。

【解读】

本证性质属太阴虚寒，下利、口不渴是太阴阳虚证的特征表现。当有腹满时痛，喜得温按，舌淡胖有齿印苔薄腻，脉浮缓无力等。阳虚则生内寒，水湿不化，治疗当予兼顾。

"当温之"是基本治疗原则，宜在温阳健脾的同时，兼以祛寒燥湿。文中提出"宜服四逆辈"，而未出具体方剂，意在根据病情轻重，灵活选方。如中虚尚轻者可用理中汤，中虚兼命门火衰者，则宜用四逆汤等。

伤寒脉浮而缓，手足自温者，系在太阴①；太阴当发身黄，若小便自利者，不能发黄；至七八日，虽暴烦

下利日十余行，必自止，以脾家实^②，腐秽^③当去故也。（278）

【注解】

①系在太阴：即病已转入太阴。

②脾家实：脾阳恢复。"实"非邪实。

③腐秽：腐败秽浊之物，此处指肠中停留时间较久的大便。

【解读】

感受寒凉后，脉浮而缓，且手足自温，是病已转入太阴。本证颇似太阳中风，但并未与恶寒发热、头身疼痛等并见，故非太阳表证。"脉浮而缓"是"舒缓不急"之意，乃脾虚不足、寒湿失运之象。阳虚则生寒，一般应见畏寒手足不温之证，由于太阴脾主肌肉四肢，其阳气虽虚，但不似少阴阳虚那样严重，其已虚之阳仍能温煦所主之四肢，故手足自温。

太阴脾阳气不足，寒湿内阻，水谷不化，水湿停滞，阻遏日久，土壅木郁，胆汁失其常道而外溢，因见发黄之证；由于其主因在于湿邪壅遏，故发黄前多见小便不利。如果小便通利，湿邪得以外泄，则一般不会发黄。太阴发黄源于阳虚寒湿困遏，故黄色晦暗，自利，口不渴，舌淡胖，苔白腻，应属于阴黄范畴。

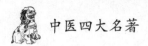

　　本证发黄应与前述阳明湿热发黄区分，根据黄色晦明、发热有无、口苦口淡、舌质红淡、苔黄腻白腻等常可作出鉴别。

　　本证与前述阳明寒湿发黄因同属阴黄，较易混淆。胃失和降，以呕吐为主者，属阳明寒湿发黄。脾气不升，以下利为主者，属太阴寒湿发黄。

　　太阴病，得到正确治疗，或因机体正气自然恢复，疾病有转愈之机。

　　太阴脾虚寒证病人，出现心烦且下利次数增多，甚则一天十余次者，有可能是脾阳渐复，有能力驱除腐败秽浊之气外出的佳兆，即所谓"脾家实"。当腐败秽浊之物被排出后，病人下利将自行停止。

　　脾阳恢复的心烦下利，虽下利日十余行，但病人精神较振奋，手足亦温，苔腻渐化，脉转和缓，下利症状在短期内即自动消失。

　　如果下利不止，病情加重，精神逐渐萎靡，手足逆冷，苔腻不化，脉来微细，或虽利止而诸证不减，且伴皮肤干瘪，眼眶凹陷，脉来见芤等，则已转为少阴虚寒重证，应按少阴病论治。

　　本太阳病，医反下之，因尔腹满时痛者，属太阴

也，桂枝加芍药汤主之；大实痛者，桂枝加大黄汤主之。(279)

桂枝加芍药汤方

桂枝三两（去皮）、芍药六两、甘草二两（炙）、大枣十二枚（擘）、生姜三两（切）。

上五味，以水七升，煮取三升，去滓，温分三服。本云，桂枝汤，今加芍药。

桂枝加大黄汤方

桂枝三两（去皮）、大黄二两、芍药六两、生姜三两（切）、甘草二两（炙）、大枣十二枚（擘）。

上六味，以水七升，煮取三升，去滓，温服一升，日三服。

【解读】

太阳病，当用辛散解表之法，误用攻下，则表邪内陷。

误下伤脾，邪陷入里，土壅则木郁，终则形成太阴气滞络瘀之证。气滞不畅，络脉瘀滞，不通则痛，因见腹部胀满不舒，疼痛阵作之证；若证情较重，则病人可见"大实痛"之候。与"腹满时痛"相较，"大实痛"是疼痛程度较重，无有休止，气滞络瘀的程度也较为严重。

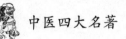

桂枝加芍药汤在桂枝汤基础上倍用芍药，变祛风解肌、调和营卫之剂为辛温宣通、缓肝舒挛、通络止痛之用。方中桂枝、甘草辛甘化阳，温通和脾；芍药、甘草酸收，缓肝之急，芍药兼能通络行痹止痛；生姜、大枣和胃益脾，奠安中焦，并能防肝木之乘，适用于脾滞土壅而肝木乘之的腹满时痛证。

桂枝加大黄汤是在桂枝加芍药汤的基础上再加大黄。加大黄是用于"大实痛"之证，而究其证候本质，实际仍属脾土壅实、肝木乘犯、气滞络瘀之证，只是由于土壅殊甚，故在桂枝加芍药汤的基础上复加大黄，意在增强其通络止痛之力；同时，由于大黄兼可入于胃肠，使腑气通畅，则脾土壅滞易解。

太阴为病，脉弱，其人续自便利，设当行①大黄、芍药者，宜减之，以其人胃气弱，易动故也。下利者，先煎芍药二沸。（280）

【注解】

①行：此处是使用的意思。

【解读】

太阴气滞络瘀，腹满时痛，或"大实痛"，大便不甚通利，是气机阻滞、肠道传导异常之故，非阳明内实之候。中虚虽轻，但大便溏薄，如果必须使用通经活血的大黄、芍药等，用量不宜太大，因苦寒酸柔之品有碍脾气升清，过量则致脾虚更甚。告之以"胃气弱，易动"之变，需要预防。通过适当减少大黄、芍药等苦寒、酸柔之品的份量，可达到既通阳活血又不碍脾气的治疗结果。

太阴病以"腹满而吐，食不下，自利益甚，时腹自痛"为提纲，概括了太阴病的基本特点，作为整个太阴病的诊断标准，反映了太阴病脾胃阳虚、寒湿内盛、升降失常的基本病理机制。太阴病亦分为太阴病本证和太阴病兼变证，太阴病本证即太阴病提纲证，以腹满而吐、食不下、自利益甚、时腹自痛、且自利不渴为基本表现。太阴病兼变证主要有太阴兼表证、太阴兼腹痛证以及寒湿发黄证等。

太阴病的治疗，张仲景提出"当温之"的治疗大法，即太阴病本证当温中祛寒、健脾燥湿，用理中丸、四逆汤一类方剂。太阴病兼变证中，若兼表证，里虚不甚，表证为主者，宜调和营卫，用桂枝汤；若兼腹痛，宜通阳益脾、活络止痛，用桂枝加芍药汤，大实痛则化瘀通络，用桂枝加大黄汤；属于寒湿发黄者则"于寒湿中求之"，即温阳散寒，除湿退黄。

太阴病的预后，主要有 3 个方面：一是阳复而愈。太阴病为脾虚寒湿内盛证，故脾阳恢复，其病则愈。二是脏邪还腑，里病达外。又由于太阴与阳明同属中州，相为表里，经脉相互络属，故病情可在一定条件下相互转化。如阳明病过用清下，则病可及于太阴；而太阴病过用温燥，或寒湿久郁化热，亦可由太阴而转出阳明，即所谓"实则阳明，虚则太阴"之义。三是病邪内传。若太阴病日久，脾阳虚衰益甚，病邪又可转入少阴或厥阴。而厥阴、少阴之虚寒证，往往伴有脾阳虚衰之象，这在一定程度上反映了太阴病的传变关系。因此，一般认为太阴为三阴之首，是三阴病的初始阶段。

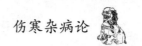

第5章　辨少阴病脉证并治

少阴之为病，脉微细①，但欲寐②也。（281）

【注解】

①脉微细：微是脉的搏动轻微无力；细是脉的形态细小。

②但欲寐：是指迷迷糊糊似睡非睡的状态。

【解读】

少阴属心、肾两脏，心主血，属火；肾藏精，主水。久病则心肾两虚。如阳气衰微，无力鼓动气血运行则脉微；阴血虚少，脉道不充则脉细。本条微细并提，重点在微，因为微脉的形状必细，王叔和解说"微脉极细而软，若有若无"；"细脉大于微，常有，但细耳"。

细脉主阴血虚少，不一定兼微。微脉主阳气虚，其形必细。脉微细是心肾阳虚的本质反映,与"但欲寐"并见,可以确诊。"但欲寐"非真能入寐,而是病人精神萎靡,处于似睡非睡状态,是心肾阳虚、阴寒内盛、神失所养所致。临床上如果见到"脉微细,但欲寐",即表明少阴心肾之阳已虚,就应给予温阳之治,才能防止其向亡阳厥脱转变。临床少阴病确以心肾阳虚为多见,将之作为少阴病的审证提纲,对于少阴寒化证,寓有"见微知著"的意义。

少阴病,欲吐不吐^①,心烦,但欲寐。五六日,自利而渴者,属少阴也,虚故引水自救;若小便色白^②者,少阴病形悉具。小便白者,以下焦^③虚有寒,不能制水,故令色白也。(282)

【注解】

①欲吐不吐:是指要吐而又不得吐出之状态。

②小便色白:小便色清而不黄。此处白作清解。

③下焦:此处指肾。

【解读】

(虚故引水自救)以上为第一节,叙述少阴阳虚的吐利证状。邪伤少阴正气与之相抗争,由于少阴阳气不足正气抗邪无力,虽欲驱邪于外而(欲吐),但又无力驱邪外出，则又不能吐，故令人心烦。

以上诸证很象热证，但从病人（巴欲寐）一证可知实为少阴虚寒之证，当用温法治辽。若未能及时治疗，拖延至五六日，以致自下利而口渴，就更证明是少阴病。因为这种口渴是由于肾阳虑衰不能化气，津不上承所致。（虚故引水自救），是对肾阳虚口渴机理的补充说明。此欲引水自救，必喜热炊，且饮量不多。

（若小便色白者）至结束力第二节，说明小便色白是诊断阳虚寒甚的重要依据。从上述证状来分析，其病是在少阴，但属寒属热，还不能定论，此时仲景又进一步提出了辨别少阴病虚寒证的关键即（若小便色白者，少阴病形悉俱），由于小便色白，是肾阳虚不能温化水液的见证，即所谓（以下焦虑有寒，不能制水，故令色白也），所以小便色白不黄，对确诊少阴病阳虚寒化证有重要的辨证意义。

少阴病下利与大阴病下利都属阳虚，但程度上有轻重之异。大阴病下利，仅是脾阳虑寒湿内盛，所以不渴；少阴病下利，阳虚程度严重不但脾阳虚，而且肾阳亦虑，不能蒸化津液上承，故口渴。277条提出（自利不渴者，属太阴），本条提出（自利而渴者，属少阴），可见口渴与否是区分大阴病下利与少阴病下利的辨证依

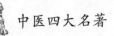

据之一。

病人脉阴阳俱紧，反汗出者，亡阳也，此属少阴，法当咽痛而复吐利。(283)

【解读】

脉阴阳俱紧，即寸、关、尺三部俱紧，紧脉见于少阴，当为沉紧，沉主里而紧主寒，表明少阴里寒偏盛。但里寒证不应有汗，张仲景早有明训，谓"阴不得有汗"(148)，而今反有汗出者，是少阴阴寒太盛，逼迫虚阳外亡的征象，即所谓"亡阳也"。

少阴脉循喉咙，虚阳循经上越，郁于咽嗌，故有咽痛之证，但这种咽痛由于阴寒极盛而虚阳上浮所致，多不红不肿，和实证之咽痛完全不同；阴寒内盛，中阳不守，阴寒上逆则吐，阴寒下注则利。

本条张仲景未出治法方药，但从"亡阳"二字判断，应急投大剂姜附以回阳固脱，可选用四逆汤方药。

少阴病，咳而下利，谵语者，被火气劫①故也，小便必难，以强责②少阴汗也。(284)

【注解】

①被火气劫：被火邪所伤。劫，作逼迫解。

②强责：过分强求。强责少阴汗，是少阴不当发汗而强用发汗。

【解读】

少阴病的本质是阳虚或阴虚之候，"咳而下利"，既可见于阴盛阳虚，或兼水气，又可见于阴虚有热，或兼水气。见于阳虚阴盛，当温补元阳，宜四逆辈；兼水气，当温阳利水，宜真武汤。见于阴虚有热，当滋阴降火，宜黄连阿胶汤；兼水气，治当清滋利水，宜猪苓汤。

无论阳虚阴盛，还是阴虚有热，都不可用发汗法治疗。阴虚火旺者，误用火法，强发其汗，劫伤津液，津伤胃燥，火热之邪上升，扰乱心神，则见谵语。发汗更伤少阴阴液，肾阴伤则化源不继，故"小便必难"。"被火气劫故也"和"以强责少阴汗也"就是对"谵语"、"小便必难"病因病机的准确注解。

少阴病，脉细沉数，病为在里，不可发汗。(285)

【解读】

少阴病属里属虚。病里则脉必沉；病虚则脉多细。沉细相兼，主病里虚。凭此二脉，就可断定不可发汗。数脉主热，也主虚。

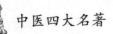

热病虚证多见脉数。在少阴病，热化证，阴虚则火旺，虚火致数；寒化证，阴盛格阳，虚阳外越致数。阴虚热化证误汗，则易伤阴动血；阳虚寒化证误汗，则致虚阳外脱。少阴里证，无论热化寒化，均禁用发汗。

少阴病，脉微，不可发汗，亡阳故也；阳已虚，尺脉弱涩者，复不可下之。（286）

【解读】

少阴病，脉微，为阳气虚，若误用发汗，则有大汗亡阳之虞，故曰"不可发汗"。"亡阳故也"则是对"不可发汗"原因的补充说明。

"阳已虚"是承前"脉微"而言。尺脉弱涩，为阴血不足。阳已虚，复见尺脉弱涩，则为阴阳两虚，不可使用攻下法。即使有便秘之证，亦当禁用下法，误下则有虚虚之虞，宜温补以润下，可取肉苁蓉等温阳通便药物治疗。

少阴病，脉紧，至七八日，自下利，脉暴微①，手足反温，脉紧反去者，为欲解也，虽烦下利，必自愈。（287）

【注解】

①脉暴微：脉紧突然变为微弱。

【解读】

"少阴病，脉紧，是里寒较盛。病至七八日，见自下利，脉象又突然转变为微弱无力，手足不逆冷而反温，脉紧反而消失，这是阳气来复、寒邪消退的表现，故张仲景作出"为欲解也"的结论。阳气来复，寒邪消退，阳回阴退，阴阳渐趋平衡，故曰"虽烦下利，必自愈。"其时之烦，乃是阳气恢复，能与邪气相争，下利则属于正胜驱邪外出。

反之，若自利无度，手足逆冷，自汗躇卧，神情躁扰不安，则是阴阳离决的危候，二者不可混淆。

少阴病，下利，若利自止，恶寒而蜷卧①，手足温者，可治。(288)

【注解】

①蜷卧：四肢蜷曲而卧。

【解读】

少阴病，阳虚阴盛之下利，必见恶寒而蜷卧等证，若下利止而手足渐转温和，则利止为阳复阴退之征，为病情好转，是时虽仍恶寒蜷卧，而其预后一般较好。本条"利自止"而见"手足温"，显属阳复阴退，故曰"可治"。但"可治"并不等于不药而愈，且病至少阴，病情一般较重，仍必须采取积极有效的治疗措施，扶阳抑阴之剂仍不可少，决不能掉以轻心。

反之，若下利虽止，但其手足厥冷反甚，则利止不是阳复，而是阴竭，为病情转剧，预后不良。

少阴病，恶寒而踡，时自烦，欲去衣被者，可治。(289)

【解读】

少阴病，恶寒而踡，是少阴阴盛阳虚之证，若见"时自烦，欲去衣被"，则有可能是阳气来复，能与阴邪相争，故断为"可治"，但其时必有手足温和而不厥冷等阳气来复之证同见。

如少阴病，恶寒而踡，时自烦，欲去衣被，手足躁扰不宁，循衣摸床，撮空理线，则是虚阳外越，属于"不可治"的危候。

少阴中风，脉阳微阴浮者，为欲愈。(290)

【解读】

寸脉为阳，尺脉为阴。少阴中风，脉当沉细，今反见寸脉微而尺脉浮，寸脉微为邪气微之征，尺脉浮是阳气复之兆，正胜而邪衰，故曰"为欲愈"。

推断疾病之欲愈与否，仅据脉象是不够的，还须结合其他见证，脉证合参，综合分析，才能得出确切的诊断。

少阴病，欲解时，从子至寅上。(291)

【解读】

"从子至寅上"是子、丑、寅3个时辰，相当于23时后至次日5时前的这段时间，正是阳气渐生之时，阳长则阴消，阳进则阴退，而少阴病多为心肾阳衰之证，少阴得阳生之气，有利于消除全身阴寒之邪，寒退则病可解，为少阴病欲解时。

疾病的欲解虽与自然界的阳气盛衰有关，但这只是一个外部影响，只是提供了一种有利的条件，并不是惟一起决定作用的因素，因为病解与否，取决于邪正的进退，内因起决定作用，外因只起协同作用。

少阴病，吐利，手足不逆冷，反发热者，不死。脉不至者至一作足，灸少阴①七壮②。(292)

【注解】

①灸少阴：用艾火灸少阴经脉所循行的穴位。

②七壮：每艾灸1炷为1壮，7壮就是灸7个艾炷。

【解读】

少阴病虽见吐利，但手足不逆冷，则表明阳虚不甚，中土之阳气尚强；手足不逆冷而"反发热"是阳能胜阴，所以断为"不死"，"不死"则为"可治"。

少阴病吐利，手足逆冷，脉微欲绝，"反发热"，则是阳气脱越或阴盛格阳于外之危象，二者不可混淆。

证属阳虚不甚而非阴阳离绝，反见"脉不至"，是吐利暴作，阳气乍虚，脉一时不能接续，故张仲景只言"脉不至"而不言"脉绝"，其治疗当以温通阳气为法，使阳气通则脉自至，"灸少阴"有温通阳气的作用。示人药物治疗之外，还可用灸法。太溪、复溜、涌泉等可用。灸关元、气海则更好。

少阴病，八九日，一身手足尽热者，以热在膀胱，必便血也。（293）

【解读】

少阴病有寒化、热化之分，本条系属热化证之变证。是证"一身手足尽热"是其辨证要点，一则可与阴盛格阳证鉴别，二则作为热在膀胱的标志。因膀胱外应皮毛，热在膀胱，故一身手足尽热。热涉膀胱血分，热伤血络，络伤则血不循经，故可发生便血。

本证未出方治，水热相结可用猪苓汤，阴虚火旺可用黄连阿胶汤，热盛蓄血可用桃仁承气汤。

少阴病，但厥无汗，而强发之，必动其血，未知从何道出，或从口鼻，或从目出者，是名下厥上竭^①，为难治。（294）

【注解】

①下厥上竭：厥逆因于下焦阳虚，故称下厥；阴血因上出而耗竭，故称上竭。

【解读】

少阴病本无汗法，篇中麻黄附子细辛汤、麻黄附子甘草汤，二方都是兼有太阳表证，不是单纯约少阴证。今但厥无汗，全系少阴阳虚之证，而医者又察因其无汗而强发之，势必激动营血而发生出血之变。古人认为厥从下起故称下厥，血从上出故称上竭；阳虚于下，阴竭于上阴阳有离决之势，而且欲治下厥须用温药，有碍于上欲治上竭须养阴气又有碍于下，故曰难治。

难治不等于不治，如救治得法，亦有获愈的希望。

汪苓友认为非必死之证，并引常器之云，可与芍药地黄
汤丹波元简云：（下厥上竭，惟景岳六味回阳饮（人参、
附于、干姜、甘草、熟地、当归）滋阴回阳两全，以为
合剂矣。）以上两条都有出血，但病机及预后不同。上
条一身手足尽热而便血，是阴病转阳，阳热有余，迫血
妄行预后多良好；本条见四肢厥逆而上窍出血，为下厥
上竭、阴竭阳绝，预后极差。

少阴病，恶寒身踡而利，手足逆冷者，不治。
（295）

【解读】

少阴病有寒化证和热化证之分，寒化证为阳虚阴
盛，其预后的吉凶决定于阳气的存亡。本条"恶寒身踡
而利，手足逆冷"，显为阳虚阴盛之证。

本条恶寒而身踡，又见下利而手足逆冷，所以断为
"不治"。

所谓"不治"，只是说明病情危重，预后较差，尚
非必死之谓，如能采取积极有效措施，投以四逆、白通
等一类回阳之剂，或可挽救。

少阴病，吐利躁烦，四逆者死。（296）

【解读】

少阴病，上吐下利，为阴寒极盛，乃胃阳不能胜阴也。

躁烦者，与烦躁不同。烦躁为阳热过盛，因烦而躁，以烦为主，表现为意识清醒状态下的精神不安，常见于热症；躁烦为阴盛阳脱，以躁为主，表现为无意识的肢体躁扰不宁，常见于阴盛阳脱的危重症候。吐利过耗津液，虚阳欲脱，阴阳离绝，故躁烦不宁。四逆者，谓手冷过肘，足冷过膝。为阳气败绝之危候。少阴病有阳则生，无阳则死，故为死候也。

少阴病，下利止而头眩，时时自冒①者，死。(297)

【注解】

①自冒：眼发昏黑，目无所见的昏晕。冒者，如以物冒首之状。

【解读】

少阴阴盛阳虚之下利，若下利自止，则有阳气来复疾病向愈的希望，但是时必须有"手足温"作为阳气来复的佐证，论中"少阴病，下利，若利自止，恶寒而蜷卧，手足温者可治"(288) 即是其例。

本条虽亦下利止，但却未见"手足温"之证，反见"头眩"和"时时自冒"之证，可见这一"下利止"，并非阳气来复，而是阴液下竭，阳气上脱的危象，阴液竭于下，无物可下而"下利止"，阴竭则阳失依附而浮越于上，故"头眩，时时自冒"。阴竭阳越，阴阳离绝在即，故断为死候。

少阴病，四逆恶寒而身蜷，脉不至，不烦而躁者，死一作吐利而躁逆者死。（298）

【解读】

少阴病，四逆、恶寒、身蜷，是阳虚阴盛之征，其脉不至，显较脉微欲绝为甚，血行脉中，须阳气以推动，真阳虚极，无力鼓动血脉运行，故"其脉不至"。阳虚至极，更见不烦而躁，不仅无阳复之望，且神气将绝，危重已极，故断为死候。

本条与292条虽都有"脉不至"，但其病理变化则截然不同，故一则主死，一则不死。292条"脉不至"是因为骤然吐利，阳气一时不能接续，虽然脉不至，但其"手足不逆冷，反发热"，非阳气败绝，所以犹可用灸法治疗。本条"脉不至"，是阳虚阴盛已极，为阳绝神亡之征，且四逆恶寒而蜷卧，一派阴盛阳衰之征，手足不温，全无阳复之象，纯阴无阳，生气已绝，纵有大剂姜附回阳与艾灸助阳，亦难挽回已绝之阳，是以属于死候。

烦躁可见于外感、内伤多种疾病，有虚实寒热之分。有谓烦属阳、躁属阴，只烦不躁尚有生机，只躁不烦多为死候。论中“恶寒而踡，时自烦，欲去衣被者，可治”就是以烦为可治的依据；本证“不烦而躁者，死”，是只躁不烦，故预后不良。

少阴病，六七日，息高①者死。(299)

【注解】

①息高：呼吸浅表。息指呼吸，高指吸气不能下达。

【解读】

肺主气而根于肾，肺主出气，肾主纳气，共同维持人之呼吸功能。少阴病六七日而见息高，息高乃呼吸浅表，气息浮游于上，不能下达胸腹，即不能纳气归根，这是肾气虚竭而不能纳气的表现，肾气绝于下，肺气脱于上，上下离决，故断为死候。

少阴病，脉微细沉，但欲卧，汗出不烦，自欲吐，

至五六日自利，复烦躁不得卧寐者死。（300）

【解读】

"脉微细沉，但欲卧"，正与"少阴之为病，脉微细，但欲寐"合，乃少阴阳虚阴盛之证，"阴不得有汗"，"汗出"显是阳气外亡，"不烦"则是已虚之阳无力与阴邪抗争，更见阴寒之邪上逆之"自欲吐"，此时一线残阳，已达欲绝阶段，是时即便遵张仲景"脉沉者，急温之"而投姜附回阳之剂，尤恐不及，况失此不治而因循至五六日，以致阳气愈虚，阴寒愈盛，而且出现"自利，复烦躁不得卧寐"等证，是病情继续恶化，阴盛而阳脱于下则下利，阳气极虚不能人阴则烦躁不得卧寐。

前欲吐，今且利；前不烦，今烦且躁；前欲卧，今不得卧。阳虚已脱，阴盛转加，阴盛阳脱，正不胜邪，阴阳离决，故断为死候。

少阴病，始得之，反发热，脉沉者，麻黄细辛附子汤主之。（300）

麻黄细辛附子汤方

麻黄二两（去节）、细辛二两、附子一枚（炮，去皮，破八片）。

上三味，以水一斗，先煮麻黄，减二升，去上沫，内诸药，煮取三升，去滓，温服一升，日三服。

【解读】

少阴虚寒证，本不应发热，今始得病即见发热，故曰"反发热"。发热一般多为太阳表证，太阳病其脉当浮，现脉不浮而沉，沉脉主里，为少阴里虚，脉证合参，是证当属少阴阳虚兼太阳表寒证，即所谓太阳与少阴两感证。此为表里同病，其治当视表里证之轻重缓急而确定是先表后里还是先里后表，抑或表里同治。是证见少阴里虚之脉，但尚未见下利清谷、手足厥冷等少阴阳虚阴盛之证，即少阴阳虽虚而尚不太甚，所以用表里同治，温阳发汗法，方用麻黄细辛附子汤。

如证见下利肢厥，则少阴阳虚较甚，里证为急，其治则当先温其里，急救少阴之阳，本方即不可用。以方测证，是证之太阳表证当属风寒表实，故还当有恶寒无汗等证。少阴与太阳为病，均当有恶寒之证，张仲景虽未言及，当是省文。

证属太阳少阴两感，少阴阳虚尚不太盛，太阳风寒郁闭，治以温经解表为法，方用麻黄细辛附子汤，方中麻黄解表邪，附子温肾阳，细辛气味辛温雄烈，佐附子以温经，佐麻黄以解表，三药合用，于温经中解表，于解表中温阳。

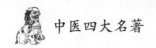

少阴病，得之二三日，麻黄附子甘草汤微发汗。以二三日无证①，故微发汗也。（301）

麻黄附子甘草汤方

麻黄二两（去节）、甘草二两（炙）、附子一枚（炮，去皮，破八片）。

上三味，以水七升，先煮麻黄一两沸，去上沫，内诸药，煮取三升，去滓，温服一升，日三服。

【注解】

①无证：此处指无吐利等里虚寒证。《玉函经》、《注解伤寒论》均为"无里证"。

【解读】

上条以麻黄发汗，附子温经，本条也用麻黄、附子，所以亦当是少阴与太阳两感证，亦当有发热、无汗、脉沉等证。"无里证"是审证要点，是指无吐利等典型的里虚寒证而言。

只有在无里证的情况下，才能采用表里同治的发汗与温经并用之法治疗，否则，如见吐利等典型的里虚寒证，其治疗则当采用先里后表之法，而不能表里同治。

本条与上条的差异，仅是证情的缓急不同，上条言"始得之"，是证情稍急；本条言"得之二三日"，是证情稍缓，且正气较虚。故在用药上，上条以细辛之升，温经散寒；本条以甘草之缓，取其微汗，且可益气和中，保护正气。

本方证的病机仍是太阳少阴两感，只是证情稍缓，其治疗仍以温经解表，微发其汗为法，方用麻黄附子甘草汤。该方为麻黄细辛附子汤去细辛加炙甘草而成。因病情比较轻缓，故去辛窜之细辛，加甘缓之炙甘草。方中麻黄解表邪，附子温肾阳，炙草既可扶中益气，又可缓麻黄之发散，以求微微得汗而解，不致过汗，使之成为温阳解表，微发汗而又不伤正气的平和之方。

少阴病，得之二三日以上，心中烦，不得卧，黄连阿胶汤主之。（302）

黄连阿胶汤方

黄连四两、黄芩二两、芍药二两、鸡子黄二枚、阿胶三两（一云三挺）。

上五味，以水六升，先煮三物，取二升，去滓，内胶烊尽，小冷，内鸡子黄，搅令相得，温服七合，日三服。

【解读】

少阴病有寒化、热化之分。本条"少阴病，得之二三日以上，心中烦，不得卧"则是少阴热化证的脉证代表。然而，少阴热化证的形成，既可是邪从热化，即寒邪化热，也可是由阳明热邪灼伤真阴而成，还可因感受温热之邪内灼真阴所致。只要具有真阴伤而邪热炽的脉证，就可确诊为少阴热化证。

少阴病，得之二三日以上，便出现"心中烦，不得卧"之证，说明肾水素亏，即素体阴虚，邪从热化，肾水不足，心火亢旺，心肾不交，水火不济，是以"心中烦，不得卧"。本条叙证较略，临床见证还当有咽干口燥、舌红苔黄、脉沉细数等证。是证并非纯属虚证，除有阴伤之虚外，尚有邪热之实，故治以黄连阿胶汤滋阴清热而交通心肾。

本证的烦躁不得卧自与阳虚阴盛，虚阳浮越，阴阳离绝的烦躁不得卧不同，临床不难鉴别。而与栀子豉汤证虽皆有邪热，但其见证及病机不同，当予以鉴别。栀子豉汤证的虚烦不得眠为热扰胸膈，其肾水不虚，而见证尚有反复颠倒、心中懊憹、胸中窒、心中结痛等，且舌苔多见黄白，治宜清宣郁热而除烦。黄连阿胶汤证为阴虚阳亢而有热，其证当有咽干口燥，而无热扰胸膈的见证，其舌红苔黄而乏津，治宜滋阴清热降火而交通心肾。

黄连阿胶汤是阴虚热盛，吴鞠通谓"阴既虚而实邪正盛"，并强调"邪少虚多者不可用黄连阿胶汤"。其治以滋阴清热降火，交通心肾为法。方由黄连、黄芩、芍药、鸡子黄、阿胶等组成。方中黄连、黄芩清心火，除烦热；阿胶、芍药、鸡子黄滋肾阴，养营血，安心神。芍药与黄连、黄芩相伍，酸苦涌泄以泻火，与鸡子黄、阿胶相伍，酸甘化阴以滋液，又能敛阴安神以和阴阳，共成泻心火、滋肾水、交通心肾之剂。主要用于邪实正虚，阴虚火旺之证，特别是对心肾不交的顽固性失眠证，尤多良效。

少阴病，得之一二日，口中和①，其背恶寒者，当灸之，附子汤主之。(303)

附子汤方

附子二枚（炮，去皮，破八片）、茯苓三两、人参二两、白术四两、芍药三两。

上五味，以水八升，煮取三升，去滓，温服一升，日三服。

【注解】

①口中和：即口中不苦、不燥、不渴。

【解读】

"口中和"是少阴阳虚寒湿证的审证要点。口中不苦、不燥、不渴谓之口中和，知里无邪热，是以背恶寒当是少阴阳虚，失于温煦所致。治以灸、药同用，用灸法以壮元阳、消阴寒，可选大椎、膈俞、关元、气海等穴。

用附子汤以温经散寒，补益阳气。灸法与汤药配合使用，可增强药物温经散寒的作用，以提高治疗效果，且示人治病不可拘于一法。

本证"背恶寒"与白虎加入参汤证的"背微恶寒"的性质完全不同，白虎加入参汤证的背微恶寒，是由于邪热内炽，汗出太多，肌腠疏松，津气不足所致，必口中燥渴引饮；本证背恶寒为阳虚寒盛，失于温煦所致，除口中和外，尚有脉沉肢冷而无热无汗等证。

本证"背恶寒"与太阳表证的恶寒也不相同，太阳表证的恶寒为邪袭肌表，卫阳被郁所致，必与发热头痛、脉浮等证并见。

本证的病机系肾阳虚而寒湿浸渍骨节，治以温经散寒，补益阳气，灸、药同用，其灸可选用大椎、膈俞、关元、气海等穴，药物治疗用附子汤，由附子、茯苓、人参、白术、芍药组成。方中重用炮附子温经散寒邪，伍以人参大补元阳；凡阳虚者多水湿凝滞不化，故配以茯苓、白术健脾以除寒湿；佐以芍药以和营血而通血痹，可加强温经止痛的效果。本方以附子、人参为主药，故其治在于补益脾肾而固根本。

少阴病，身体痛，手足寒，骨节痛，脉沉者，附子汤主之。(304)

【解读】

此条与上条同为少阴寒盛。上条口中和，其背恶寒者，附子汤主之，侧重于阳虚；本条身体痛，骨节痛，手足寒，脉沉者，附子汤主之，侧重于寒盛。若二者兼有，则更可用附子汤主之。

本条"手足寒，脉沉者"是辨证关键，由于身体痛、骨节痛并非皆属虚寒，而手足寒、脉沉才能说明是阳气虚弱。里阳不足，生阳之气，陷而不举，故其脉沉；阳气虚衰，不能充达于四末，故手足寒；阳气虚衰，阴凝之气滞而不行，留着于经脉骨节之间，不通则痛。少阴阳虚而寒湿凝滞，故治以附子汤温经驱寒除湿，俾阳气复而寒湿除，则身痛可愈。

身痛一证，《伤寒论》中多处提及，除本证外尚见于麻黄汤证和桂枝新加汤证。

麻黄汤证的身痛为风寒之邪束表，卫气闭塞，营阴郁滞所致，必伴有发热恶寒、无汗、脉浮，其手足不寒，治当发汗解表，得汗出则身痛自除。

桂枝新加汤证的身痛为气营两虚，肌体失养所致，以汗出身痛，脉沉迟为特点，治当补益气营，脾气营复，肌体得以温养，则身痛可止。

附子汤证之身痛为少阴阳虚，寒湿凝滞所致，证见手足寒、脉沉，治以附子汤温经驱寒除湿，使阳气复而寒湿去，则身痛自愈。

少阴病，下利便脓血者，桃花汤主之。（305）

桃花汤方

赤石脂一斤（一半全用，一半筛末）、干姜一两、粳米一斤。

上三味，以水七升，煮米令熟，去滓，温服七合，内赤石脂末方寸匕，日三服。若一服愈，余勿服。

【解读】

本条叙证太简，仅从"下利便脓血"很难言其属寒属热、属虚属实，虽下利便脓血一般多属热证，但本条治以桃花汤，以方测证，则非属热而当属寒，当属少阴病虚寒性的下利便脓血。

结合下条桃花汤证，则知当有腹痛、小便不利、下利不止、便脓血等证。证由脾肾阳气不足，肠胃虚寒，肾阳虚衰，火不暖土，中焦运化失司则下利。下利日久，肾阳愈衰，下焦失于固摄，以致滑脱不禁，甚则由气及血，气不摄血，而致下脓血。既属下焦虚寒性下利，是证当有以下特点：下利脓血，滑脱不禁，其色必晦暗不鲜，其气腥冷不臭，无里急后重和肛门灼热，而腹痛绵绵，喜温喜按，脉沉细等。治以桃花汤旨在温阳涩肠固脱。

桃花汤由赤石脂、干姜、粳米三味组成，赤石脂性温而涩，入胃与大肠经，功能收涩固脱、止血止泻，以其为主药，辅以干姜温中，佐以粳米益脾胃，共奏温阳涩肠固脱之功效。赤石脂一半全用入煎，取其温涩之气，一半为末，并以小量粉末冲服，取其直接留着肠中，以增强固涩作用，对滑脱不禁者尤有重要意义。

少阴病，二三日至四五日，腹痛，小便不利，下利不止，便脓血者，桃花汤主之。(306)

【解读】

少阴病，二三日至四五日，则寒邪入里更深，虚寒更甚，阳虚阴盛，中焦失运，阴寒凝滞，故腹痛；脾肾阳衰，失于温化，统摄无权，故下利不止，且夹脓血，而呈滑脱之势；下利不止，势必伤阴，津液损伤则小便

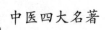

不利。因证属脾肾阳衰，滑脱不禁，仍以桃花汤温涩固脱。

从辨证的角度出发，本证的腹痛、小便不利、下利便脓血都有虚寒证的特点，自与热证、实证不同，当详于辨别。

本证的腹痛是隐隐作痛，痛势绵绵，喜温喜按；与阳明腑实的腹痛疼痛剧烈而拒按有明显差异。

本证的小便不利，既不同于热盛津伤的小便不利，也不同于膀胱气化不利蓄水证的小便不利。热盛津伤的小便不利，必伴有高热、烦渴、舌苔黄燥等证；膀胱气化不利蓄水证的小便不利，必伴有脉浮、发热、口渴、少腹里急、苔白等证；本证的小便不利，是下利过多而致津液损伤，必先有虚寒下利，且无发热证。

本证的下利便脓血，证属虚寒，所下脓血色泽晦暗，或血色浅淡，状如鱼脑，其气不臭而腥冷，泻时滑脱不禁，无里急后重和肛门灼热之证；而热性下利便脓血，色泽鲜明，气味很臭，有里急后重及肛门灼热感。

桃花汤证当具有以下特点：一是下利不止，滑脱不禁，大便稀薄，脓血杂下，色泽晦暗，其气腥冷不臭，无里急后重及肛门灼热；二是伴有腹痛，痛势绵绵，喜温喜按；三是小便不利，以下利不止而津伤之故。

少阴病，下利，便脓血者，可刺①。（307）

【注解】

①可刺：可以用针刺的方法治疗。

【解读】

本条示人下利便脓血者，除可用药物治疗外，也可以用针刺的方法来治疗。针刺有泄邪、固摄的双重作用，对下利便脓血证有很好的治疗作用，临床若能针药结合使用，疗效定会更好。

本条叙证简略，且未说明可刺的具体穴位，故对其证之寒热属性颇多争议，有谓属实热者，亦有谓属虚寒者，实难定夺。一般说来，刺法多用以泻实热，灸法多用以温虚寒。据此，此证似当属热属实，但针刺亦有补泻，且就临床所见，针刺长强穴对下利便脓血有较好效果，但所治之证并非皆为热证、实证。所以，欲知其属寒属热，属虚属实，当综合其所有脉证，全面分析，方能准确无误。至于刺何穴，当辨清其寒、热、虚、实，再据证而选穴，并进而确定其补、泻手法。

少阴病，吐利，手足逆冷，烦躁欲死者，吴茱萸汤主之。（308）

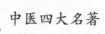

吴茱萸汤方

吴茱萸一升、人参二两、生姜六两（切）、大枣十二枚（擘）。

上四味，以水七升，煮取二升，去滓，温服七合，日三服。

【解读】

本条虽以少阴病冠首，且吐利、四逆亦酷似四逆汤证，但治疗却不用四逆汤而用吴茱萸汤，其关键在"烦躁欲死"一证，"欲死"是病人的自觉证，是形容烦躁之甚令病人难以忍受，说明阴寒之邪虽然很盛，但阳虚尚未至甚，尚能与阴寒之邪剧争。证属胃寒肝逆而浊阴上犯，而非心肾之阴寒至甚阴盛阳亡，故其治疗不用四逆汤而用吴茱萸汤，旨在温降肝胃泄浊通阳。

此非少阴病的正治方法，列此以与四逆汤证鉴别。然既以少阴病冠首，说明少阴病并非皆为虚寒至盛之证，在少阴病发展过程中，亦可见少阴阳虚不甚，而见胃寒肝逆浊阴上犯之证。

此证为胃寒肝逆而浊阴上犯，致使中焦升降逆乱，故见吐利，阳为阴寒所郁，而不能达于四末，是以手足逆冷。阴寒之气虽盛，但终非心肾阳虚阴盛可比，阳气与阴寒之邪剧争，故见烦躁欲死，既是胃寒肝逆而浊阴上犯，故是证当以呕吐为主，治以吴茱萸汤温降肝胃而泄浊通阳。

少阴病，下利，咽痛，胸满，心烦，猪肤汤主之。（309）

猪肤汤方

猪肤①一斤

上一味，以水一斗，煮取五升，去滓，加白蜜一升，白粉②五合，熬香，和令相得，温分六服。

【注解】

①猪肤：去掉内层肥白的猪皮。

②白粉：白米粉。

【解读】

少阴病，下利者，虚寒下利。咽痛者，利伤阴液，虚火上炎熏于咽喉。胸痛心烦，虚火循少阴经脉上扰，经气不利故。与猪肤汤者，猪乃水畜，肤遍周身，外通腠理，内滋肺肾，清少阴浮游之火，润燥退热而不滑泄；白蜜者，蜂采四时之花以酿蜜，甘寒生津，清热润燥以治咽痛；白粉者炒香之白米粉，可醒脾和胃，扶脾止利。熬香者，稼穑作甘，温暖经脉，此方清热而不伤阴，润燥而不滞腻，其妙难言，医者必须细心玩味。

少阴病，二三日，咽痛者，可与甘草汤；不差，与桔梗汤。（310）

甘草汤方

甘草二两

上一味，以水三升，煮取一升半，去滓，温服七合，日二服。

桔梗汤方

桔梗一两、甘草二两。

上二味，以水三升，煮取一升，去滓，温分再服。

【解读】

本条叙证太简，难以辨其寒热虚实，然以方测证，治以甘草汤、桔梗汤，以生甘草能清热解毒，桔梗能开肺利咽，是知本条所叙之证当属客热之咽痛，其轻者用甘草汤，重者用桔梗汤。

邪热客于咽嗌，损伤脉络，以致咽痛不适，局部可见有轻度充血红肿。治以甘草汤清热解毒而止咽痛。若服甘草汤而咽痛不除，是肺气不宣而客热不解，可用桔梗汤，即于甘草清热解毒的基础上，加用桔梗以开肺利咽。

《伤寒论》中甘草多炙用，仅甘草汤、桔梗汤中甘草生用。甘草炙用温中，生用清热。

少阴病，咽中伤，生疮①，不能语言，声不出者，苦酒②汤主之。（311）

苦酒汤方

半夏（洗，破如枣核）十四枚、鸡子一枚（去黄，内上苦酒，着鸡子壳中）。

上二味，内半夏著苦酒中，以鸡子壳置刀环中，安火上，令三沸，去滓，少少含咽之。不差，更作三剂。

【注解】

①生疮：此处指咽喉部溃疡。

②苦酒：酸醋。

【解读】

"咽中伤，生疮"，多为邪热痰浊损伤咽喉，而致咽部溃烂，声门不利，需用苦酒汤涤痰消肿，敛疮止痛，利窍通声。汤由半夏、鸡子白、苦酒组成，半夏涤痰散结，开喉痹；鸡子白甘寒利血脉，止疼痛，润咽喉，开声门；苦酒即米醋，味苦酸，消疮肿，敛疮面，活血行瘀止痛。半夏得鸡子白，有利窍通声之功，无燥津涸液之弊；半夏得苦酒，辛开苦泄，能加强劫涎敛疮的作用。全方共成涤痰消肿、敛疮止痛之剂。

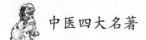

本方"内半夏著苦酒中，以鸡子壳置刀环中，安火上，令三沸"而成，鸡子壳之内膜为凤凰衣，有养阴清肺之功。服法强调"少少含咽之"，可使药物直接作用于咽喉患部，有利于对咽喉局部疮面的治疗。

少阴病，咽中痛，半夏散及汤主之。(312)

半夏散汤方

半夏（洗）、桂枝（去皮）、甘草（炙）。

上三味，等份，各别捣筛已，合治之。白饮和服方寸匕，日三服。若不能散服者，以水一升，煎七沸，内散两方寸匕，更煮三沸，下火，令小冷，少少咽之。半夏有毒，不当散服。

【解读】

咽中痛治以半夏散及汤，方由半夏、桂枝、甘草组成，桂枝辛温散寒，半夏辛燥涤痰，若无风寒，则不用桂枝，若无痰阻，则无须用半夏，是知此之咽痛当属风寒客于咽嗌，且痰湿阻滞。寒邪痰湿客阻咽喉，其咽痛一般较甚，同时伴有恶寒，痰涎缠喉，咳吐不利，气逆欲呕等证。治以半夏散及汤散寒通咽，涤痰开结。白饮和服，取其保胃存津，且可防桂枝、半夏辛燥劫阴之弊。

方后"半夏有毒，不当散服"，系为后人所加之文。若为张仲景旧文，岂有复制半夏散之理。故玉函、成本均无此数字。

少阴病，下利，白通汤主之。(313)

白通汤方

葱白四茎、干姜一两、附子一枚（生，去皮，破八片）。

上三味，以水三升，煮取一升，去滓，分温再服。

【解读】

本条叙证太简，根据315条"少阴病，下利，脉微者，与白通汤"，则知本证亦当是脉微。方中用干姜、附子，则知本证亦属脾肾阳虚，阳气不能通达于四肢，是以本证还当有恶寒、四肢厥冷等证。白通汤即四逆汤去甘草加葱白，根据317条通脉四逆汤方后加减法，谓"面色赤者，加葱九茎"，可推知白通汤证中应有"面色赤"一证。阳虚阴盛而见面赤，是阴盛格阳于上的表现，加葱白取其急通上下阳气。

白通汤是干姜附子汤加葱白，也是四逆汤去甘草加葱白。方中姜附辛热，温经散寒，葱白辛温而善通阳，能使被格于上之阳气得以下达，而起宣通上下之用。全

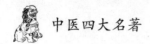

方有破阴回阳，宣通上下之功。

少阴病，下利，脉微者，与白通汤。利不止，厥逆无脉，干呕烦者，白通加猪胆汁汤主之。服汤脉暴出[①]者死，脉微续[②]者生。（314）

白通加猪胆汁汤方

葱白四茎、干姜一两、附子一枚（生，去皮，破八片）、人尿五合、猪胆汁一合。

上五味，以水三升，煮取一升，去滓，内胆汁、人尿，和令相得，分温再服。若无胆亦可用。

【注解】

①脉暴出：脉象突然出现浮大躁动之象。

②微续：脉搏渐渐而出。

【解读】

阳虚阴盛之下利，与白通汤治疗，理应病情有减，今病情不见轻减，反而增剧，不但下利不止，反见厥逆无脉、干呕烦等证，此非药不对证，而是由于过盛之阴邪与阳药发生格拒所致，应遵循"甚者从之"的治疗原则，仍主以白通汤，更加入咸寒苦降的猪胆汁、人尿以反佐，使热药不致于被阴寒之邪所格拒，从而达到破阴回阳之目的。由此可知白通加猪胆汁汤证的病机为阳虚阴盛，虚阳被格于上，且阳药被阴寒之邪格拒，治疗以破阴回阳，佐以咸寒苦降。

阴寒之邪与阳药发生格拒，证情已相当严重，即使采取了正确的治疗方法，但其预后转归也未必尽如人意。如药后"脉暴出"，则为虚阳完全发露于外，其预后多极坏，故曰"死"。如药后脉"微续"而现，为阳气渐复之象，其预后多较好，故曰"生"。

少阴病，二三日不已，至四五日，腹痛，小便不利，四肢沉重疼痛，自下利者，此为有水气，其人或咳，或小便利，或下利，或呕者，真武汤主之。(315)

真武汤方

茯苓三两、芍药三两、白术二两、生姜三两（切）、附子一枚（炮，去皮，破八片）。

上五味，以水八升，煮取三升，去滓，温服七合，日三服。若咳者，加五味子半升，细辛一两，干姜一两；若小便利者，去茯苓；若下利者，去芍药，加干姜二两；若呕者，去附子，加生姜，足前为半斤。

【解读】

肾阳虚衰，水气不化，水寒之气泛溢为患，外攻于表，则四肢沉重疼痛；内渍于肠，则腹痛下利。水气变动不居，故多或然之证。水气上逆犯肺则咳嗽；水气停滞于中，犯胃而胃气上逆则呕吐，下趋大肠，传导失司，则下利更甚；停滞于下焦，阳虚不能制水，膀胱气化不行，则小便不利。见证虽异，但总属肾阳虚而水气泛溢，治以温肾阳，散水气，方用真武汤。

方中附子辛热以壮肾阳，使水有所主；白术健脾燥湿，使水有所制；术、附同用，更可温煦经脉以除寒湿。生姜宣散，佐附子助阳，于主水中有散水之意；茯苓淡渗，佐白术健脾，于制水中有利水之用；芍药活血脉，利小便，且有敛阴和营之用，可制姜、附刚燥之性，使之温经散寒而不伤阴。诸药相辅相成，相互为用，共成扶阳散水之剂。

若咳者，是水寒犯肺，加干姜、细辛以散水气，加五味子以敛肺气，与小青龙汤中干姜、细辛、五味子同用作用一致；小便利则不须利水，故去茯苓；下利甚者，是阴盛阳衰，芍药苦泄，故去之，加干姜以温里；水寒犯胃而呕者，可加重生姜用量，以和胃降逆。附子为本方主药，以不去为宜。

本条证候与82条"太阳病发汗，汗出不解，其人仍发热，心下悸，头眩，身瞤动，振振欲擗地者，真武汤主之"的起病过程虽有不同，但其病理机转则同是肾阳虚而水气为患，都用真武汤主治。

本证与"伤寒若吐若下后，心下逆满，气上冲胸，起则头眩，脉沉紧，发汗则动经，身为振振摇"的苓桂术甘汤证，均为阳虚水泛证。本证重点在肾，彼证重点在脾，故治疗上此为温肾利水，彼为温脾化饮。

本证与附子汤证同属肾阳虚兼水湿之邪为患，但本证为阳虚而水气浸渍内外，以头眩、心悸、身瞷动为主；附子汤证则阳虚较甚，寒湿之邪凝滞于骨节之间，以身体痛、骨节痛为主。两方药物大部相同，皆用附、术、苓、芍，所不同处，附子汤术、附倍用，并伍人参，重在温补元阳；真武汤附、术半量，更佐生姜，重在温散水气。

少阴病，下利清谷，里寒外热，手足厥逆，脉微欲绝，身反不恶寒，其人面色赤，或腹痛，或干呕，或咽痛，或利止脉不出者，通脉四逆汤主之。(316)

通脉四逆汤方

甘草二两（炙）、附子大者一枚（生用，去皮，破八片）、干姜三两（强人可四两）。

上三味，以水三升，煮取一升二合，去滓，分温再服。其脉即出者愈。面色赤者，加葱九茎。腹中痛者，去葱，加芍药二两。呕者，加生姜二两。咽痛者，去芍药，加桔梗一两。利止脉不出者，去桔梗，加人参二两。病皆与方相应者，乃服之。

【解读】

下利清谷，四肢厥冷，和四逆汤症相同，但身热不恶寒，面色赤，则为本症所独。且四逆汤症的脉象不过沉或微细，而本症的脉竟至微而欲绝，可见本症病势实较四逆汤症更为严重。由于阴盛于里，阳气衰微至极，所以不仅有下利清谷、手足厥逆，而且脉微欲绝，里寒太甚，阳气被格拒于外，所以表现出身反不恶寒、面色赤等假热症状。"里寒外热"正是其病机和症候特点，所谓"里寒外热"，是指内真寒而外假热。正因为本症的病机是阴阳格拒，症情较重，所以或然症甚多，若脾肾阳虚，气血凝滞则腹痛，阴寒犯胃则干呕，虚阳上浮，郁于咽嗌则咽痛，阳气大虚，阴液内竭，则利止而脉不出。此时无论在症状上或病情上都较四逆汤症严重，故用通脉四逆汤主治，于四逆汤中倍用干姜，并加重附子用量，以急驱内寒而恢复即将越脱的阳气。

本症面色赤是属虚阳浮越之征，应与阳明病面合赤色属于实热者相鉴别。虚阳浮越的面色赤必红而娇嫩，游移不定，且必伴有其他寒症；阳明病的面合赤色是面

128

部通赤，而色深红，必还有其他热症。本症身热反不恶寒，也非阳明身热恶热之比，阳明身热为里热熏蒸，按之灼手；本症身热为阳浮于外，病人虽觉热，而热亦必不甚，并且久按则不热。它如实热症有口舌干燥、大渴引饮；假热症口和舌润，虽渴亦不能多饮，或喜热饮，都可作诊断的参考。

通脉四逆汤方

甘草二两（炙）、附子大者一枚（生用，去皮，破八片）、干姜三两（强人可四两）。

上三味，以水三升，煮取一升二合，去滓，分温再服，其脉即出者愈。面赤色者，加葱九茎。腹中痛者，去葱，加芍药二两。呕者，加生姜二两。咽痛者，去芍药，加桔梗一两。利止脉不出者，去桔梗，加人参二两。病皆与方相应者，乃服之。

少阴病，四逆，其人或咳、或悸、或小便不利、或腹中痛、或泄利下重者，四逆散主之。（317）

四逆散方

甘草（炙）、枳实（破，水渍，炙干）、柴胡、芍药。

上四味，各十分，捣筛，白饮和服方寸匕，日三服。咳者，加五味子、干姜各五分，并主下利。悸者，加桂枝五分。小便不利者，加茯苓五分。腹中痛者，加附子一枚，炮令坼。泄利下重者，先以水五升，煮薤白三升，煮取三升，去滓，以散三方寸匕，内汤中，煮取一升半，分温再服。

【解读】

本条叙证过简，仅据"四逆"很难辨明其病机。以药测证，方用四逆散，药用柴胡、枳实、芍药、甘草，而不用姜、附，可见本证四逆，和以上所述阳虚阴盛的四逆，其性质是根本不同的。从治疗方药来看，本证的四逆是由肝胃气滞，气机不畅，阳郁于里，不能通达四末所致。因此，此证四逆，其程度并不严重，且无其他虚寒见证。

本条冠以"少阴病"，列于少阴病篇，主要是为了鉴别诊断。根据本证的病机特点，还当有腹中痛、泄利下重等症状。因为肝木有病，每易侮土，木邪乘土，肝气不舒，常可见腹痛、泄利下重等，治用四逆散以疏肝理气，透达郁阳。

四逆散由甘草、枳实、柴胡、芍药组成。柴胡疏肝解郁，枳实行气散结，芍药和营而调肝脾，甘草缓急和中。全方有宣畅气机、透达郁阳的作用，能使肝气调达，郁阳得伸，肝脾调和则肢厥自愈，腹痛泻利下重遂止。

咳系肺寒气逆，加五味子、干姜以温肺而收气逆；悸为寒饮凌心，加桂枝以通心阳而益心神；小便不利为水气不化，加茯苓以利水；腹中痛系寒凝气滞，加附子温阳散寒以止痛；泄利下重为阳气郁于下，加薤白通阳散寒、行气导滞，气行则后重自除。

少阴病，下利六七日，咳而呕渴，心烦不得眠者，猪苓汤主之。（318）

猪苓汤方

猪苓（去皮）、茯苓、阿胶、泽泻、滑石各一两

上五味，以水四升，先煮四物，取二升，去滓，内阿胶烊尽，温服七合，日三服。

【解读】

本条少阴下利，伴见咳而呕渴、心烦、不得眠，则当属少阴热化之证，结合223条"若脉浮发热，渴欲饮水，小便不利者，猪苓汤主之"，可知本证当有小便不利，其病机为阴虚有热，水气不利。水气不利，偏渗大肠，则下利；水气上逆，犯肺则咳，犯胃则呕；水热互结，津不上承，加之阴液虚少，故见口渴；阴虚则内

热，虚热上扰，故见心烦不得眠；湿热内停，水气不化，故小便短赤而不利。证属阴虚有热，水气不利，治以猪苓汤清热滋阴利水。

猪苓汤证已见于阳明病篇的223条，与本篇叙证不同，发病过程亦不同。阳明病的猪苓汤证，是阳明热证误下后，热不能除，而津液受伤，热与水结，蓄于下焦。少阴病之猪苓汤证是肾阴虚而有热，且亦水热互结于下焦，影响了水液代谢，以致水蓄不行。其总的病机是相同的，故都用猪苓汤清热滋阴利水。

本证的心烦不得眠与黄连阿胶汤证相似，但黄连阿胶汤证阴虚有热而心肾不交，不兼水气，且邪热与阴虚均较重。本证以水气不利为主，热势较轻，阴虚亦不严重，除心烦不得眠外，更兼咳而呕渴，小便不利等。

本证的咳、呕、下利与316条的真武汤证相似，而且都是水气为患，但真武汤证是阳虚寒盛而兼水气不利，伴见四肢沉重疼痛等症。本证是阴虚有热而水气不利，伴见心烦不得眠等症。

下利、心烦、口渴之症亦可见于阳虚阴盛之证，如282条中也有这些见症，但其证属阳虚寒盛，心烦，但欲寐，小便清长。本证属热，心烦，不得眠，小便短赤不利。

少阴病，得之二三日，口燥咽干者，急下之，宜大承气汤。（319）

大承气汤方

枳实五枚（炙）、厚朴半斤（去皮，炙）、大黄四两（酒洗）、芒硝三合。

上四味，以水一斗，先煮二味，取五升，去滓，内大黄，更煮取二升，去滓，内芒硝，更上火，令一两沸。分温再服，一服得利，止后服。

【解读】

本条之急下证，因肠腑燥实耗津，而致真阴大伤，土燥水竭，用大承气汤，旨在急下燥结以救真阴，即急下阳明之实而救少阴之水。论中叙证简略，只提出"口燥咽干"一证作为辨证要点，口燥咽干虽然是燥屎内结，蒸灼津液，肾阴损伤的表现，但作为急下的依据，似嫌不足，当兼有阳明腑实燥结及其他阴分耗伤之证，不应理解为仅据口燥咽干即用急下。

本证属阴虚邪结，病才二三日即见如此重证，燎原之火将竭尽西江之水，必须以大承气汤急下，才能救被耗之真阴。

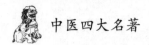

少阴病，自利清水，色纯青①，心下必痛，口干燥者，可下之，宜大承气汤。一法用大柴胡汤。(320)

【注解】

①色纯青：大便呈黑色，绿色，或黑绿相杂之色。青，黑色。又，草色。《说文解字》："青，东方色也。"

【解读】

少阴病而下利，多为虚寒之证，但虚寒证之下利，必清稀如鸭溏，质薄而气腥，或下利清谷，且有脉微肢冷等阳虚阴盛之证。

本证自利清水，不夹渣滓，与鸭溏或清谷迥异，且兼色纯青、心下痛、口干燥之证，可见不属寒而属热，乃因燥屎阻结，不能自下，迫液下奔而旁流，故所下纯是稀水，即所谓热结旁流之证。

本证少阴之阴已虚，又见阳明燥实，证势急迫，不仅土实水亏，更见肝胆火炽，疏泄太过，胆汁因而大量混入肠中，于是所下之水颜色纯青；木火上迫，是以心下必痛；火盛水竭，故而口干燥。

必须急下邪实，遏燎原之火，才能救垂绝之阴。本证除所列诸证外，亦当有阳明里实之证，虽自利清水，但必有腹满拒按、绕脐痛、舌苔焦黄等症状。

本证之治，已经下利，复用攻下，乃通因通用之法，只有腑实去，利始能止，欲竭之阴始能得救。

少阴病，六七日，腹胀，不大便者，急下之，宜大承气汤。（321）

【解读】

本条亦是土燥水竭之证，冠以少阴病，旨在提示是少阴阴虚，是少阴阴虚阳旺的热化证。

病经六七日，又见腹部胀满、大便不通的阳明燥实证，肾阴势必进一步耗伤而濒临竭绝的危险，因而必须急下阳明之实，方可救将竭之阴。

"腹胀，不大便"是本证的审证要点，其腹胀不是一般的腹胀，而是腹大满不通，或腹满不减，减不足言，说明燥屎内结，壅滞很甚。

320 条有"口燥咽干"，321 条有"口干燥"，本证"腹胀，不大便"的同时亦当有口咽干燥的肾阴将竭之证。

320 条、321 条、322 条统称少阴三急下，因叙证简略，故当联系互参。

少阴病，脉沉者，急温之，宜四逆汤。（322）

四逆汤方

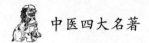

甘草二两（炙）、干姜一两、半附子一枚（生用，去皮，破八片）。

上三味，以水三升，煮取一升二合，去滓。分温再服。强人可大附子一枚，干姜三两。

【解读】

"少阴病"三字，提示本条当与提纲证相参。脉见沉而微细，是少阴虚寒本质的显露，若不急用温法，则下利、厥逆的亡阳之证就会接踵而至。因此，提出"急温之"，不但可以提高疗效，而且寓有见微知著、防止病势增剧的积极意义，提示虚寒证应该早期治疗，以免延误病情。

证属阳虚阴盛，治以回阳救逆，方用四逆汤，本方由甘草、干姜、附子组成，方中附子温肾回阳，干姜温中散寒，甘草调中补虚，合为回阳救逆之要方，因其主治少阴阳虚阴盛而四肢厥逆，故方名四逆。

少阴病，饮食入口则吐，心中温温欲吐①，复不能吐，始得之，手足寒，脉弦迟者，此胸中实，不可下也，当吐之。若膈上有寒饮，干呕者，不可吐也，当温之，宜四逆汤。（323）

【注解】

①温温欲吐：欲吐不吐，心中自觉泛泛不适。温

同恒。

【解读】

少阴病，饮食入口则吐，心中温温欲吐，复不能吐，既可见于少阴之阴寒上逆证，同时亦可见于痰实阻于胸膈证，临床必须详于辨证。

疾病初起，即见手足寒冷，脉象弦迟，而不是手足厥冷、脉微欲绝，是证则不是少阴虚寒证，而是邪阻胸中的实证。痰实之邪阻于胸膈，正气向上驱邪，故饮食入口则吐，且见心中蕴结不适而上泛欲吐，但因实邪阻滞不行，故复不能吐；胸中阳气被痰实所阻，不得达于四末，故手足寒；邪结阳郁，故脉见弦迟。另外，痰实之邪阻于胸膈，每有上越之机，还可见到"胸中痞硬，气上冲喉咽不得息"等症。实邪在上，不可攻下，治当因势利导，"其高者，引而越之"，所以当用吐法，宜瓜蒂散。

如因少阴虚寒而致寒饮停于膈上，则不可误认为胸中邪实而用吐法。脾肾阳虚而不能化气布津，以致津液停聚而成寒饮，虚寒之气由下逆上，故见干呕。寒饮宜温，是以不可用吐，当用姜附剂温运脾肾之阳而化寒饮，俾阳复则饮去，而诸病自愈。故曰"不可吐也，当温之，宜四逆汤"。

既云胸中有寒饮，何不用理中而用四逆？因寒饮虽动于脾而主于肾，且脾肾之阳相关，是证既云四逆汤主之，必当有肾阳虚的见证。若确无肾阳虚之见证，纯系脾阳虚证，理中汤自当可以选用。太阴脾虚寒证治"当温之，宜服四逆辈"，亦说明四逆辈中当包括理中汤在内。

少阴病，下利，脉微涩，呕而汗出，必数更衣，反少者①，当温其上，灸之②。（324）

【注解】

①必数更衣，反少者：大便次数多而量反少。

②温其上，灸之：温灸上部穴位，如灸百会穴。

【解读】

少阴病下利是虚寒证。利久不仅伤阳，亦会伤阴，而致阴血不足。微为阳气虚，涩为阴血少。阳虚而阴寒上逆则呕，卫外不固则汗出；阳虚气陷，摄纳无权，故大便频数而数更衣。阴血虚少，化源不足，无物可下，是以便量反少。这种大便次数虽多，而泻下之物甚少，即所谓"数更衣，反少者"，正是阳虚血少下利的特征。既有阳虚气陷，又有阴盛气逆，若用温阳药则碍于血少，用降逆药则碍于下利，用升阳药又碍于呕逆。

然毕竟以阳虚气陷为主，以灸法温其上，益气升陷，可补汤药之不及。亦有医家认为本证是少阴阳衰，以致虚寒下利日久，进而造成阳气下陷，阴液渐涸之重证。津伤因于阳虚，有形之阴液不能速生，而无形之阳气则必须先固，灸其上以温阳消阴，急救于顷刻，然后可从容煎煮药物，固阳摄阴。

　　由于致病因素、感邪轻重及体质的不同，少阴病有阳虚化寒与阴虚化热的病理变化，故少阴病主要分为寒化证与热化证两大类。寒化证以恶寒、踡卧、小便清长、手足厥冷、下利清谷、脉微等一派虚寒脉症为其特点，还可在阳虚阴盛的基础上出现阴盛格阳、阴盛戴阳、阳虚水泛、阳虚寒湿内盛、阳虚下焦滑脱等病变。热化证以心烦不寐、舌红少苔、脉象细数等一派阴虚火旺脉症为其特点。

　　还可在此基础上出现阴虚下焦水热互结、阴虚热伤血络下利等证。若病久不愈，或邪气太盛，也可导致阴阳两虚，甚则阴阳离绝、阳亡阴竭证。少阴热化体质感受温热病邪，邪热内盛，又会发生土燥水竭的少阴三急下证。由于足少阴肾的经脉从肺出，络心，注胸中，循喉咙，系舌本，所以当阴寒或热邪循经结于咽部时，又有少阴咽痛证，以咽喉肿痛为主症。

少阴病涉及人体根本，病多危重，复杂多变，除少阴本证外，又有诸多兼变证。少阴里虚，复感外邪，病初多兼有表证，称少阴兼表证。变证有热移膀胱证、伤津动血证。在病变过程中，虽见有类似于少阴症状，但病机则异，又称少阴病类似证，四逆散证、吴茱萸汤证。

少阴病的治疗如寒化证治宜回阳救逆，以四逆汤类方药为主；少阴热化证治宜育阴清热，以黄连阿胶汤为主；少阴三急下证用大承气汤急下存阴。少阴咽痛证根据虚实寒热的不同，分别治以猪肤汤、甘草汤、桔梗汤、苦酒汤、半夏散及汤等方；少阴兼表治宜温经解表，代表方为麻黄细辛附子汤；少阴变证、类似证则应依据病证辨证求治。

少阴病的转归与体质强弱、感邪程度、治疗当否有密切关系。少阴病多属危重病证，治疗及时病可转危为安，但由于本病涉及人体根本，与他经病相比，预后多不良，尤其是少阴寒化证，阳气的存亡，常常是决定预后的关键，故阳回则生、阳亡则死。

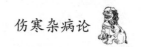

第6章　辨厥阴病脉证并治

　　厥阴之为病，消渴^①，气上撞心^②，心中疼热^③，饥而不欲食，食则吐蚘^④，下之利不止。（325）

【注解】

　　①消渴：饮水多而口渴仍不解的症状。非同于内科杂病范畴的消渴病。

　　②气上撞心：病人自觉有气向心胸部冲逆。此处的"心"泛指心胸部位。

　　③心中疼热：胃脘部疼痛，伴有灼热感。

　　④食则吐蚘：进食后会吐出蛔虫。蚘同蛔。

【解读】

　　厥阴病，为阴阳寒热错杂证候，属于上热下寒和厥热胜复之类型。由于阴阳交争，故厥热互见，若阴极阳复，则厥冷复为发热，病可转愈。阳极阴复，则发热复为厥冷，病可加重，此为阴阳梢长表现。

若上热下寒，乃既有热证，又有寒证，为阴阳失调，出现上热下寒。所以上热者，证见消渴，气上冲心，心中疼热；下寒者，不欲食，食则吐蛔，下利不止。故本条消褐，乃上焦律液虚，故揭；下焦寒气盛，故渴而不能饮。肝气横逆，故气上撞心。心中疼热，饥而不欲食者，言其上热而知饥，下寒而不欲食，若强食之而胃不能纳，故食入则吐或吐蛔。医者若误用下药，上热不去下寒更盛，故利不止。

厥阴中风，脉微浮为欲愈，不浮为未愈。(326)

【解读】

邪入厥阴，病邪在里，若正气趋旺，奋起抗邪，则脉象应之浮而向愈；正气不足，则正不能奋起抗邪，脉仍沉而病不能向愈。

厥阴病，欲解时，从丑至卯上①。(327)

【注解】

①从丑至卯上：指丑、寅、卯 3 个时辰，相当于 1~7 时之间。

【解读】

丑至卯上指丑、寅、卯3个时辰，是凌晨1~7时的一段时间，为自然界阴尽阳生的阶段。根据天人相应理论，此时段自然之气与人体厥阴经气相通，厥阴经气得渐生的自然之气相助，正气渐充，其病易解。正因为此，厥阴病往往在丑、寅、卯3个时辰内得到缓解。

厥阴病，渴欲饮水者，少少与之愈。(328)

【解读】

渴欲饮水，是热将去而津未及生，或阳虽复而津未及布，少少与之饮水，渴即得愈。

此处的"渴欲饮水"既不同于胃热津伤，亦非肝热内迫，热盛耗液。"少少与之愈"，点出了其区别之处。其意义在于：厥阴病中出现口渴，应仔细辨证；对厥阴病恢复阶段的口渴，要护理有方，不要恣饮无度，以免水饮内停。

诸四逆厥者，不可下之，虚家亦然。(329)

【解读】

"诸四逆厥者"中的"诸"字不是指全部，而是指多数虚寒性厥证不能使用清下之类的治法。

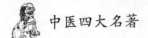

虚寒厥是正虚所致的厥证，妄用祛邪方法，会令正气愈加耗散，甚至出现阴阳离决之变。

对本条理解，一是需对"诸"字有明确的认识，二是注意"下之"的"下"字实包括清下之类的多种祛邪方法在内。

伤寒，先厥，后发热而利者，必自止，见厥复利。（330）

【解读】

手足厥冷并见下利，其下利呈现发热时消失、厥冷时复利的特征，证候性质多属虚寒。此类厥利并见的厥为真正的寒厥、利为真正的寒利，因此，病人必见一派阳伤寒盛之象，如神情萎顿、畏寒肢冷、下利清冷、口淡不渴、舌淡苔白、脉微细等症。

虚寒证厥热交替，下利亦随之进退，这是病人阳气盛衰变化的反映。因阳虚寒盛致手足厥冷、下利清谷者，若阳气来复，正能与邪相抗争，则必见发热，其下利随阳旺而停止。反之，若阳复不及，或些微之阳再度耗散，则厥利又复并见。

伤寒始发热六日，厥反九日而利。凡厥利①者，当不能食，今反能食者，恐为除中②一云消中。食以索饼③，不发热者，知胃气尚在，必愈，恐暴热来出而复去也。后日脉之④，其热续在者，期之旦日夜半⑤愈。所以然者，本发热六日，厥反九日，复发热三日，并前六日，亦为九日，与厥相应，故期之旦日夜半愈。后三日脉之，而脉数，其热不罢者，此为热气有余，必发痈脓也。(331)

【注解】

①厥利：手足厥冷而又下利。

②除中：中气消除。病人胃气垂绝应不能进食，现反要多吃，是胃气衰竭时的一种反常表现。

③食以索饼：给病人吃面条之类的食物。"食"读作饲（sì），给东西与人吃的意思。索饼，是以面粉做成的条状食物。

④脉之：此处是诊查疾病。

⑤旦日夜半：次日的半夜。

【解读】

病人发热6日后，手足厥冷却长达9日，而且伴见下利（下利物必清稀），为厥多热少之证，是阴盛阳衰的反映。此病人阳气衰微，脾胃消磨不力，应当不能食。若反见能食者，是症状与病机不符，临床需仔细观察分析。因"能食"既有胃气未至大虚者，亦有胃气欲绝（除中）者，两证性质迥然有别。

喂饲"索饼"是判断中气存亡的一种测试方法。索饼系面制的条索状物，所以能验中气的存亡，是因为其进入胃肠后，必赖中气以消磨。

中气仅剩些微之人，在消化索饼的过程中，必令中气更伤，而致阳气浮散，而且索饼停积于中焦，更阻虚阳出入，病人因而突然发热，且其热暴来暴去，犹如残灯之焰，忽明忽暗，系虚阳外散之象，应伴见手足逆冷、精神萎顿等阳气衰微症状。

中虚不甚之人，食入索饼后，虚阳未至外浮，一般并无发热现象，疾病常可向愈。

胃气由虚转实之人，食入索饼后，也可能有发热，但其发热是持续不断，不会暴来暴去，其预后又与病人的厥热胜复有关。

手足厥冷的天数与发热的天数相等，所谓"本发热6日，厥反9日，复发热3日，并前6日，亦为9日，与厥相应"，且精神渐转爽慧，脉象亦转和缓者，是疾病向愈的佳兆。

食入索饼后，发热不止，脉数者，是病情由寒化热，邪热转盛，致血肉腐败，常可形成痈肿，是热复太过。

伤寒，脉迟六七日，而反与黄芩汤彻①其热。脉迟为寒，今与黄芩汤，复除其热，腹中应冷，当不能食。今反能食，此名除中，必死。(332)

【注解】

①彻：通撤，除去的意思。条文中指通过黄芩汤来清热。

【解读】

伤寒病理进程中出现迟脉，且病程已达六七日之久，是阳虚不足的寒证。在脉迟的同时还有发热存在，需加细辨。脉迟发热若属阳热亢盛，其脉必迟而有力，且伴见口渴、烦躁、舌红、苔黄等证。相反，阳虚不足的脉迟必迟而无力，发热为阳气外浮所致，多伴见手足厥冷、下利、舌淡苔白滑等阴寒之象。

正由于本已阳气大虚，治当急予温补，若误以为有热而用黄芩汤清泄，则苦寒更伤其阳，胃气更形斫伤，因见除中之证，预后自然凶险。

伤寒先厥后发热，下利必自止，而反汗出，咽中痛者，其喉为痹①。发热无汗，而利必自止，若不止，必

147

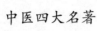

便脓血，便脓血者，其喉不痹。(333)

【注解】

①其喉为痹：指喉部肿痛闭塞不畅。

【解读】

由厥而热或由热而厥的厥热胜复证，是厥阴病进程中的一种特殊表现形式。一般而言，病人由手足俱厥、下利清稀，向发热转化，是阳气回复、正气奋起抗邪的表现，随着阳气的升发，病人下利亦将告止。发热预示着机体正气渐旺，通过自身的调节，病人脉象会趋于和缓，周身温暖舒适，疾病常可向愈。

若病人发热不退、汗出、咽中疼痛，甚则喉中痹阻不畅，或见发热无汗、利下脓血臭秽，又是所谓阳复太过之证，常伴见口渴心烦、舌红苔黄脉数等表现。其中发热、汗出、咽中疼痛作痹，是邪热在于气分，为火热上熏之故。若见发热无汗、利下臭秽脓血不止，是邪热由气分迫入大肠血分，致血肉腐败之候。

上述两证仅是厥热转化过程中可能见到的变证举例，而非必然所见。

伤寒一二日至四五日，厥者必发热。前热者后必厥，厥深者热亦深，厥微者热亦微。厥应下之，而反发

汗者，必口伤烂赤①。（334）

【注解】

①口伤烂赤：口腔糜烂，舌上生疮。

【解读】

"厥者必发热"，表明病人厥与发热并见，因此与前述厥证不同。究其原因乃热邪郁伏而致，故复云"前热者后必厥"，是指病人之厥起于发热之后，与前述厥热转化病理过程中阳气复伤的"由热复厥"不同，区别之点在于热厥是"厥者必发热"，手足虽冷，但身反发热。"厥者必发热"，意在强调其在热厥辨证中的意义。

由于热厥的形成与热邪郁伏关系密切，故热邪郁伏愈深重，手足厥冷愈严重。反之，热邪郁伏愈轻浅，手足厥冷愈轻微。

热厥证的治疗，张仲景提出了"厥应下之"的治法，实际就热厥而言，下法固然是可用之法，但却非惟一方法，根据热厥证候多样性及其热势的轻重，清、下等一切能祛除邪热的方法皆可使用。

热厥多由热邪郁伏于里，故多以清、下之法，而若以发汗治之，则不仅药不得病所，更因"发表不远温"而导致邪热愈炽，出现火热上炎，口腔破溃、红赤的变证。

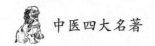

伤寒病，厥五日，热亦五日，设六日当复厥，不厥者自愈。厥终不过五日，以热五日，故知自愈。（335）

【解读】

伤寒病程中，手足厥冷5日，复发热5日，第6日如手足不厥冷，是机体阳气恢复的表现，张仲景断为"不厥者自愈"。若与前334条参照，自愈的标准不仅是第6日手足"不厥冷"，还应是"不发热"方为"自愈"之候，否则，虽不厥但热不止亦为病进之象。

张仲景在本条中不仅描述了这一证候变化的特征，更对其自愈的原因作了分析，所谓"厥终不过5日，以热5日，故知自愈"，即厥与热的时间大致相等，则疾病向愈。

以厥、热天数的长短来反映正邪消长、病势进退，揭示机体的阴阳平衡才是疾病向愈的根本原因。

凡厥者，阴阳气不相顺接，便为厥。厥者，手足逆冷者是也。（336）

【解读】

《伤寒论》中的"厥"是以手足逆冷为特征的一类病证。

从临床分析，厥证的原因众多，证候各别，故张仲景用一"凡"字，寓有"厥"非一种，宜当细辨之意。通观《伤寒论》全篇，便有气郁厥、寒厥、热厥、水厥、痰厥、蛔厥、冷结膀胱关元厥以及血虚寒凝厥等种类。尽管如此，厥证形成的机制又有其共通之处，张仲景概括为"阴阳气不相顺接"，可谓深得其要，真正体现了中医学探求疾病之本的思想。

中医学认为五脏之气健旺则气血流畅，温煦濡养四末，四末自然温暖。或因邪实阻隔、或因气血虚衰而推动无力，里气不得外达，表里失却交通，自然手足逆冷，此即张仲景所谓"阴阳气不相顺接"的含义。

伤寒脉微而厥，至七八日肤冷，其人躁无暂安时者，此为藏厥①，非蛔厥②也。蛔厥者，其人当吐蛔。今病者静而复时烦者，此为藏寒③，蛔上入其膈，故烦，须臾复止，得食而呕，又烦者，蛔闻食臭出，其人常自吐蛔。蛔厥者，乌梅丸主之。又主久利。（337）

乌梅丸方

乌梅三百枚、细辛六两、干姜十两、黄连十六两、当归四两、附子六两（炮，去皮）、蜀椒四两（出汗）④、桂枝六两（去皮）、人参六两、黄柏六两。

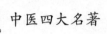

上十味，异捣筛，合冶之，以苦酒渍乌梅一宿，去核，蒸之五斗米下，饭熟捣成泥，和药令相得，内臼中，与蜜杵二千下，丸如梧桐子大。先食饮服十丸，日三服，稍加至二十丸。禁生冷、滑物、臭食等。

【注解】

①藏厥：即脏厥，是指内脏真阳极虚而致的四肢厥冷。

②蛔厥：是指因蛔虫窜扰而引起的四肢厥冷。

③藏寒：这里指肠中虚寒。

④出汗：是指以微火炒蜀椒，使其所含水分及油质向外蒸发的意思。

【解读】

病人手足厥冷，同时脉亦微弱，且病程长达七八日，全身肌肤触之亦冷，病人烦躁不安，无有安时，此属于脏厥，而非蛔厥证。

脏厥证缘于脏气真阳大衰，机体失却温养，因而其不仅手足冷，肌肤亦冷，由于阳气大虚，失于敛藏，浮游不定，因而始终烦躁不安，且手足躁动更为明显。

蛔厥证缘自蛔虫窜扰致阴阳逆乱，必有吐蛔病史可寻，由于并非真阳大衰，病人虽厥，其程度必不甚深，肌肤亦不至冷，此外，蛔厥之烦躁乃蛔虫窜扰所致，故多时作时止，非若脏厥证的始终烦躁不安可比。

蛔虫所以窜扰而致发生厥证，除与蛔虫性喜攻窜有关外，更与脏腑阴阳失调及病人食入饮食关系密切。如因肠寒或饮食不当而致蛔虫蛰居环境改变，易使蛔虫激惹发生攻冲走窜之变，上窜之蛔误入胆道，阻碍胆气，影响肝气疏泄，出现肝胆郁热、气机逆乱之象，因见手足逆冷、气上撞心、心中疼热，烦躁发作有时等症。

蛔厥虽起于蛔虫窜扰，但在机体却表现为肝气郁滞化热、肠中阳虚生寒的上热下寒证。根据"寒者热之、热者寒之"的治疗学思想，当以清上（肝、胃）温下（脾、肠）治之，方用乌梅丸。

方中乌梅为君，苦酒（酸醋）渍之更助其酸，敛肝阴而制木火之横逆上亢；伍入人参可培土以御木侮；伍细辛、蜀椒辛能入肝，疏肝而不使过亢；伍黄连、黄柏，酸苦涌泄以泄肝火；伍当归可养肝血而滋肝体，以固厥阴之体。合方以芩、连苦寒清泄上攻之木火；附子、干姜、细辛、蜀椒之辛开厥阴气机，疏通阳气而温下寒。寒热并行，清上温下，辛开苦降，相辅相成。由于蛔虫有"得酸则静，得辛则伏，得苦则下"的特性，乌梅丸中乌梅、苦酒酸以制蛔；黄连、黄柏苦以下蛔；蜀椒、细辛、干姜、附子辛以伏蛔，合而成为治蛔效方。

从乌梅丸效应分析，本方在对蛔厥的病因——蛔虫产生直接作用的同时，更能调理蛔扰所致的脏腑阴阳失调。因此，该方不仅治疗蛔厥，也能治疗厥阴肝热犯胃、脾肠虚寒的多种病证，如久利不愈等。

伤寒热少微厥，指一作稍头寒，嘿嘿不欲食，烦躁，数日小便利，色白者，此热除也，欲得食，其病为愈。若厥而呕，胸胁烦满者，其后必便血。（338）

【解读】

此厥见于发热不甚，且其厥亦仅限于指头部位，足见热邪内郁较轻，即"热微者厥亦微"。由于热邪内郁，不得外达，故除发热轻、指头寒外，还可见及神受热扰的烦躁及热郁胃气不甦的嘿嘿不欲食等证候。一般认为其热在胃，实际结合本证出现"嘿嘿不欲食"及其后热转盛厥加深而并见"呕，胸胁烦满"等证来看，应该属于少阳胆火内郁轻证，与单纯胃热内郁的白虎汤证不同，而与少阴病篇四逆散证更为相似。

由于热势较轻，随着时间的推移，人体有望通过自身的调节机制实现体内阴阳的平衡，此时病人往往小便通利、颜色由黄转白，热邪渐去，胃气得甦，病人还希望进食自养，最终实现病体的阴平阳秘，疾病向愈。

相反，虽经一定时日，病人却由微厥而至厥明显，且伴见呕者，是肝胃郁热明显之象，热郁而经气不畅，因见胸胁烦满之证，肝胃郁热下逼，损伤络脉，更有便血之虞。至其便血既可见肝胃郁热下迫大肠之大便下血，更可见水道络脉损伤的小溲下血，因厥时的小便不畅且颜色黄赤便是水道蕴热的表示。

病者手足厥冷，言我不结胸，小腹满，按之痛者，此冷结在膀胱关元^①也。（339）

【注解】

①膀胱关元：此处指少腹部位。关元即关元穴，在脐下3寸，属任脉经穴。

【解读】

病人手足厥冷，属于厥证。根据病人小腹胀满，且按之疼痛，显属邪气内实有余之证，盖实邪内结则气机阻滞，因致阳气不达而见手足厥冷之象。此外，据"言我不结胸"及胀满疼痛位居小腹不难确定其邪踞所在。

关于邪结的寒热性质，张仲景虽未出可赖辨别的相关证候表现，却在条文中明确病性属"冷结在膀胱关元"，因此不难想及尚应见及寒邪凝滞的相关证候，诸

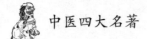

如小腹喜热恶冷、小便清长、口淡不渴、舌淡苔白、脉迟等，只是因其证属邪实内结，故病人必苔白而有根、脉迟而有力，与阴盛阳虚证不同。

本证治法，后世有谓以外灸关元、气海等穴，内服当归四逆加吴茱萸生姜汤的方法，实际仍未尽与证合。前已述及，本证绝非单纯阳虚，亦非阳虚基础上再受寒邪凝结，而是寒凝实结的实证，因此，治疗当以温散祛寒为首务，后世《医学发明》天台乌药散、《景岳全书》暖肝煎等可用。

伤寒发热四日，厥反三日，复热四日，厥少热多者，其病当愈；四日至七日，热不除者，必便脓血。（340）

【解读】

从病人先发热、后见厥、复发热的临床表现及病程中发热与手足发厥时间长短的比较，可以推知这一病理进程中阳气的通达与否及其盛衰变化，从而大致推断厥证的演变趋势及其转归，就此而言，条文中"三日"、"四日"、"七日"等应是约略之辞，实际含有长短比较的意思。

病人在发热后见手足厥冷，既有属热邪内郁而致的阳气不达，亦有属阳气由盛转衰的阳失温煦。若见于前者，病人手足冷同时必伴见胸腹灼热，口干舌红等，此属热厥；若属后者，其手足冷时胸腹必不热，甚或周身畏冷，口淡不渴，舌淡苔白，病属寒厥。两者由热而厥的转化虽相似，性质却有天壤之别。

由热而厥有上述寒热属性的不同，与此相应，由厥复发热亦可见诸不同的病理转化中。若为寒厥则是阳气渐复，四末得以温煦之候。若为热厥，多是热邪渐退，阳郁得伸之象。

厥、热时间相等或热稍多于厥为顺象，即"厥少热多者，其病当愈"。厥多于热，多为阳复不及或阴寒复聚之象，预后不佳。如因过用阳药而生火，或因邪热复聚而燔炽，则血肉腐败，化为脓血，亦属逆候。

伤寒厥四日，热反三日，复厥五日，其病为进。寒多热少，阳气退，故为进也。（341）

【解读】

厥、热更替及其时间长短，反映了机体阴阳盛衰的变化。病人因阳虚而见手足厥冷，4 日后续见发热，又是机体阳气恢复的佳兆，但由于发热仅见 3 日，其后手足复见厥冷，且时间达 5 日之久，反映机体阳气来复不

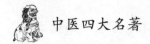

及且有衰退之势，故其病为进。

伤寒六七日，脉微，手足厥冷，烦躁，灸厥阴①，厥不还者，死。（342）

【注解】

①灸厥阴：即灸厥阴经的穴位。张令韶认为可灸厥阴经的行间和章

【解读】

伤寒六七日，是病已入厥阴的互词。证见脉来微弱，手足厥冷，是阳气衰微、失于温养的表现。烦躁一证既有因于热盛者，更有由于阳气微而虚阳欲脱、心神涣散者，本条烦躁与脉微、手足厥冷并见，显是属于后者。

阳虚欲脱证若尚有生机并救治及时，些微之阳亦有渐复之机，经灸治后往往脉转和缓，手足渐温，烦躁消除。由于证情既重且急，汤药内服恐缓不济急，故宜用温灸以速复其阳。温灸部位，张仲景概言灸厥阴而未出具体穴位，后世补充了太冲、行间、章门及关元、气海、神阙等，可供参考。

阳虚欲脱证若证情重笃，虽经灸治仍阳不回复，表现为手足仍厥而不温者，是预后险恶的表现，故断为

死证。

伤寒发热，下利厥逆，躁不得卧者，死。(343)

【解读】

伤寒病程中证见发热，多为正邪交争的反映，但亦可见于虚阳外浮时。二者鉴别之处在于前者发热与下利臭秽、肛门灼热、口渴舌红苔黄等并见，若因热邪内闭殊盛而见手足厥逆则必然周身灼热，心烦不已。

相反，若属虚阳外浮，则病人在发热同时必出现喜近衣被、下利清稀甚或完谷不化，口不渴，舌淡苔白滑等证象；由于阴寒内盛，四肢温煦不及，病人见手足厥冷之象；因阴寒内盛、阳气外浮，病人见躁而不烦等证，与热盛而厥的心烦不已迥然有别。阴盛阳浮，阴阳失却维系，故为死证无疑。

伤寒发热，下利至甚，厥不止者，死。(344)

【解读】

伤寒病程中发热往往是正气尚在，正邪相争之象，故病程中见发热一般应属佳兆。何以此处张仲景反言为死证？其实如能弄清此处发热的特征及其病机性质，就不难知晓张仲景作出死证判断的缘由。

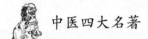

本条发热是阴盛阳浮所致，发热的特征是虽发热但欲近衣被，常与下利清稀，手足厥冷，畏寒喜暖，口淡不渴或渴喜热饮，舌淡苔白，脉细或芤等并见；与发热同时见下利臭秽，手足虽厥而胸腹灼热，口渴舌红苔黄等证不可同日而语。正因微阳已见散漫，更因阳失固摄，下利至甚，顷刻有阴竭阳脱之虞，故为死证。

伤寒六七日，不利，便发热而利，其人汗出不止者，死，有阴无阳①故也。（345）

【注解】

①有阴无阳：这里意思是只有阴邪而无阳气。

【解读】

伤寒六七日，为病人三阴之时，但因未见下利，且未有发热之候，说明病虽属三阴，而阳虚却不太甚。其后出现发热，似有阳气来复、正能奋起抗邪之兆，但若属阳气来复，一般不应下利，即或是"脾家实"的"腐秽当去"，亦当有"必自止"的结局，此处张仲景不仅未言下利"必自利"，更在"其人汗出不止"表现的基础上将该证断为"死"证。

此处的"发热"为虚阳外浮之象，故多与"其人欲近衣被"并见，"汗出不止"是阳虚失固，故多见汗出清冷，或淋漓不绝之象；与阳明热盛的"身热，汗自出，不恶寒，反恶热"不可同日而语。如能再结合口渴有无、舌脉等其他症状，不难作出区分。正因为其阳虚进一步加甚，且到了阳失固摄的危境，故言其"死"，实质是反映病情的险恶程度。

伤寒五六日，不结胸，腹濡①，脉虚复厥者，不可下，此亡血②，下之死。(346)

【注解】

①腹濡：腹部按之柔软。

②亡血：这里指阴血亏虚。

【解读】

伤寒病历五六日，是邪可能入于里而见结胸、腑实等里实证的时日，现病人既未见胸脘硬满疼痛拒按等结胸证，更未见邪入肠腑的腹满痛等阳明腑气内结证，张仲景以"不结胸""腹濡"5字，为病虽久而邪未与有形之实相结的诊断提供了依据。

邪既未内入与有形实邪内结，又见虚而无力的脉候，则"手足厥冷"径可排除系实邪壅盛、气血阻滞所致，亦正因其厥缘之于虚，故攻下之法禁用，所谓"诸四逆厥者，不可下之，虚家亦然"即是。

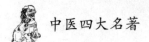

尽管此处的"不可下"是因于阴血亏虚，但"脉虚复厥"也有阳气虚衰者，辨证时应当仔细分辨。血虚致厥不仅禁下，亦当禁汗。

发热而厥，七日下利者，为难治。（347）

【解读】

厥证下利且见发热者，既有属阴盛阳衰、虚阳格于外所致，亦有因热邪内闭、热逼阴泄者而成，故有寒厥、热厥之异，尽管如此，其病情都非一般寒、热厥证可同日而语。

若属寒厥，虽然厥、下利是其常见脉候，但与发热并见，反映虚阳外浮，随时有离散之虞，故与一般虚寒厥证相比，证情尤重；若属热厥，内闭热邪耗阴，复加下利，阴气下泄，阴液损耗尤速，阴愈伤而热愈炽，成恶性循环，顷刻有阴竭之虑。两厥虽性质迥异，而病至"发热"与"下利"并见，则皆属难治之候。

伤寒脉促，手足厥逆，可灸之。促，一作纵。（348）

【解读】

本条的"伤寒脉促、手足厥逆"是虚寒之候，故可用灸法治疗。

阳气不足何以会出现促脉？后世注家汪苓友认为"阴寒之极，迫其阳气欲脱，脉亦见促"；"真阳之气本动，为寒所迫，则数而促"，此说可供参考。

同为促脉，临床又如何分辨其属于虚寒抑或是阳热亢盛？后世认为鉴别之点在于脉的有力、无力。若能结合四诊所见，则更能准确把握其属性。

伤寒，脉滑而厥者，里有热，白虎汤主之。（349）

【解读】

脉滑而厥，滑为脉来动数流利，与四肢厥冷同见，是热盛气壅之象。因是无形邪热内壅致厥，故为热厥。

本条叙证简略，根据其证候特征及治疗着眼点，病人还应见及胸腹灼热，口渴欲饮水，舌红苔黄等。其脉滑既反映了病人里热壅盛，亦表明了其邪热未至与有形实邪相结，故脉多滑数有力。

热厥因热邪内壅为证候特征，其治应以清泄邪热为法，用白虎汤去其邪热，热去厥自还。

手足厥寒，脉细欲绝者，当归四逆汤主之。（350）

当归四逆汤方

当归三两、桂枝三两（去皮）、芍药三两、细辛三两、甘草二两（炙）、通草二两、大枣二十五枚（擘），一法，十二枚。

上七味，以水八升，煮取三升，去滓，温服一升，日三服。

【解读】

"手足厥寒"是言其部位尚局限于四肢末端，而未延及上部，反映其逆冷程度不很严重；"脉细欲绝"反映其血虚脉道不充的病理本质。合而观之，其厥虽有阳气不足的存在，更有阴血亏虚、脉道失充、手足失却血液温养的影响，因此，与前述四逆汤证单纯阳虚致厥相较，不仅阳虚程度不同，病机性质亦有较大区别。

由于气为血之帅，血为气之母，气不足不仅不能温煦四末，更不能推动血行，载气以温四末，甚至出现血行凝滞之象，因此，该类病人除可见及阳气不足、阴血亏虚的手足厥寒、脉细欲绝症外，更当见及血虚及寒凝的相应表现。

由于血虚，病人常有面色萎黄不华、头晕心悸、爪甲少华、唇色淡白等症；因于寒凝，病人多见及手足遇冷青紫、舌有紫气紫斑等象。妇人多伴月经衍期，经来腹痛，经色黑而有血块等。

针对上述阳虚不足，温煦不力，阴血因寒而凝、因虚失濡的复杂病机，治疗中既应注意温经散寒以治手足厥寒，更应在温经的同时益养阴血、复脉通经，用当归四逆汤。

本方是桂枝汤去生姜，增大枣用量，并伍入当归、细辛、通草组成。方中以桂枝、细辛温阳通脉；当归辛温，为血中气药，既能与芍药相伍以养血和血，更能助桂枝温通之力；桂、辛、归、芍相伍，温通而不嫌其燥，甘润而不虑其腻。方中更以通草助桂枝、细辛、当归通血脉之力，甘草、大枣甘温补中，滋气血之源。诸药相配，共为温经散寒、养血通脉之剂。

若其人内有久寒者，宜当归四逆加吴茱萸生姜汤。（351）

当归四逆加吴茱萸生姜汤方

当归三两、芍药三两、甘草二两（炙）、通草二两、桂枝三两（去皮）、细辛三两、生姜半斤（切）吴茱萸二升、大枣二十五枚（擘）。

上九味，以水六升，清酒六升和，煮取五升，去滓，温分五服。一方。水酒各四升。

【解读】

本条是在血虚寒凝的基础上又兼久寒的证治。病情仍以血虚寒凝为主，故仍当见及前条所述的症状表现。兼有久寒，从方中用吴萸、生姜分析，二药入肝胃二经，因知其寒为肝胃之寒无疑。正因肝胃有寒，结合前述吴茱萸汤证的相关表现，不难推知病人可见及干呕、吐涎沫、头痛、不能食等寒在肝胃的证候表现。

与当归四逆汤相比较，本方加入了温降肝胃的吴萸、生姜，对肝胃虚寒，气机上逆者更属对证。方中以清酒和水煎药，更能增强其通阳散寒之力。

大汗出，热不去，内拘急^①，四肢疼，又下利厥逆而恶寒者，四逆汤主之。（352）

【注解】

①内拘急：腹中挛急不舒。

【解读】

本证虽列于厥阴，但其性质实属少阴阳衰，因其出现厥逆，为了与厥阴之"厥"鉴别，才连类提出。也有医家认为本条所述之证不仅少阴阳气内虚，更有表证未除。还有医家认为本条所述之证为厥阴寒盛于内，格阳于外的重证。

"少阴阳气内虚兼表证未除"能比较全面地反映条文所述证候的性质，如92条"病发热头痛，脉反沉，若不差，身体疼痛，当救其里，四逆汤方"，225 条"脉浮而迟，表热里寒，下利清谷者，四逆汤主之"，都与本条有相似之处。少阴阳虚为急，虽然夹有表证，亦当以治里为先。

大汗，若大下利，而厥冷者，四逆汤主之。(353)

【解读】

误治后伤阳，阳虚阴盛而致厥。后世医家对误治种类的认识有分歧。一种观点认为本条是缘于误汗，因大汗而致阳伤，阳气耗散，而见大下利、手足厥冷等证。

另一种观点则认为"大汗"及"大下利"皆属误治方法，病因一误再误，导致阳气耗散，因见厥冷之候。征之临床，上述两种情况皆有可能存在，只要手足厥冷的性质属于阳虚寒盛，便可用回阳救逆的四逆汤。

病人手足厥冷，脉乍紧者，邪①结在胸中②，心下满而烦，饥不能食者，病在胸中，当须吐之，宜瓜蒂散。(354)

【注解】

①邪：这里指停痰食积等致病因素。

②胸中：概括胸胃而言。

【解读】

病人手足厥冷，若属阳虚阴盛，必脉来微细无力，此则脉现紧象，从其证候分析，还应紧而有力，是邪（痰）结于胸中使然。正因痰阻胸中，胸阳阻隔，气机不畅，阳气不达四末，因见手足厥冷之候，其"阴阳气不相顺接"的主因是"痰"；正因痰阻胸中，胸脘气机不畅，中焦升降失司，因见心下痞满、烦闷不舒及脘中饥嘈但又不能食等症，根据其痰阻的病机本质，病人还应见及头目昏眩、舌苔厚腻等痰阻之象。

正因痰阻胸脘，病位偏上，遵循《内经》"其在上者，引而越之"的治疗思想，当用吐法，俾痰浊去，阳气通，而手足厥冷自除。

关于本条所述的病位，因其列于厥阴病篇，且以手足厥冷为主症，故多以为其病在厥阴，实际从其本质来讲，其与肝经心包经并无太大关联，所以放在厥阴病篇，仍然是连类而及使然。

《伤寒论》中述及瓜蒂散证3条，一为166条，出于太阳病篇，以"胸中痞硬，气上冲喉咽不得息"为主证；二为324条，出于少阴病篇，以"饮食入口则吐，心中温温欲吐，复不能吐，始得之，手足寒，脉弦迟"为主证；三为本条，见于厥阴病篇，以手足厥冷，脉紧等为主证，虽然表现各有侧重，但病性则一，即同为痰阻胸脘之候，故其治法方药相同，体现了"异病同治"的治疗学思想。

伤寒厥而心下悸，宜先治水，当服茯苓甘草汤，却①治其厥；不尔②，水渍入胃③，必作利也。（355）

茯苓甘草汤方

茯苓二两、甘草一两（炙）生姜三两（切）、桂枝二两（去皮）。

上四味，以水四升，煮取二升，去滓，分温三服。

【注解】

①却：然后。

②：不尔：不这样。指不先治水。

③水渍入胃：这里指水饮渗入肠中。胃实指肠而言。

【解读】

手足厥冷同时见有心下悸动不安，从"宜先治水"分析，是水饮内停所致。厥是阴阳气不相顺接致成，水饮亦是重要原因之一。津液在局部不正常堆积，留而为饮，阻碍阳气的运行及阴阳之气的相互交接，最终形成以手足厥冷为特征的厥证。

水饮内停的具体部位，从病人症见"心下悸"及病情进一步发展出现"水渍入胃"而见下利的转归分析，其水饮显然是停于胃肠。何以知之，首先从"水渍入胃，必作利也"分析，其"下利"的病机是水饮迫肠、肠失传导所致。文中的"胃"包括胃肠。

由于证属水饮内停胃肠，而其根本在于脾胃阳气不足，因此本证除厥、心下悸，或见下利外，还可能出现不能食，口淡不渴，舌淡苔白滑等寒饮内停的表现。

证属胃阳不足、寒饮内停，治当温化以散其水，水散则阳气得通，阴阳交接，不治厥、悸，而厥、悸自除。水饮得化，不致下迫，肠不受累，则不会出现下利的变证。

方中茯苓甘淡以渗利水湿；桂枝辛温，既可温阳化气以助茯苓利水除湿，更可与甘草合用辛甘化阳以通血脉，并除厥逆；生姜辛散，功擅温胃散水，与茯苓同用，更增化饮通阳之力。

伤寒六七日，大下后，寸脉沉而迟，手足厥逆，下部脉①不至，喉咽不利②，唾脓血，泄利不止者，为难治，麻黄升麻汤主之。（356）

麻黄升麻汤方

麻黄二两半（去节）、升麻一两一分、当归一两一分、知母十八铢、黄芩十八铢、萎蕤十八铢（一作菖蒲）、芍药六铢、天门冬六铢（去心）、桂枝六铢（去皮）、茯苓六铢、甘草六铢（炙）、石膏六铢（碎，绵裹）、白术六铢、干姜六铢。

上十四味，以水一斗，先煮麻黄一两沸，去上沫，内诸药，煮取三升，去滓，分温三服。相去如炊三斗米顷，令尽，汗出愈。

【注解】

①下部脉：指尺脉而言。亦有认为指足部脉。

②喉咽不利：咽喉疼痛，吞咽困难。

【解读】

伤寒六七日，当邪传变之时，若表未解，当解其表；若表已解，见有里实证者，方攻其里。此遵循先表后里的治疗原则。今大下之，其病不除，反致阴虚阳陷，证见上热下寒，虚实错杂证侯。所以寸脉沉而迟者，上焦阳气下陷；手足厥逆者，中焦阳气不布四末；下部脉不至者，下焦阳气虚陷。咽喉不利，唾脓血，乃津虚火炎。泄利不止者，乃气虚液脱。

似此阴阳错杂，寒热并见，表里不解，气阴两虚，如治寒则遗热，治热则妨寒，治实则碍虚，补废则助实，故云此为难治。以麻黄升麻汤主之者，麻黄、升麻、桂枝通阳除寒，宣发阳郁，调和荣卫；知母、黄苹、石音清郁泄热，清肃上焦；白术、干姜、甘草、获荟理中健脾，通和中焦：当归、蕹菜、天冬、芍药养血生津，滋助下焦。阳得以和，阴得以滋，此一方剂寒热并用，清补兼施，可知立方之妙也。

伤寒四五日，腹中痛，若转气下趣^①少腹者，此欲自利也。(357)

【注解】

①下趣：转气向下迫近少腹。趣一作趋，又同促，迫也。

【解读】

伤寒病经四、五日，病人出现腹痛，并觉腹中有气自上向下冲迫，直至少腹，这些都是将要发生下利的先兆。

由于本条出现在厥阴病篇，故而历代医家多以为是厥阴阳虚寒盛下利，从临床实际分析，出现此等证候既有病属厥阴者，更有尚在太阴者，即使病人厥阴，亦有因阳虚寒盛或肝热内迫者，更有肠道湿热内蕴或寒热错杂者，临床应结合其他证候仔细分辨。

伤寒本自寒下，医复吐下之，寒格①更逆吐下，若食入口即吐，干姜黄芩黄连人参汤主之。方十。(358)

干姜黄芩黄连人参汤方

干姜、黄芩、黄连、人参各三两。

上四味，以水六升，煮取二升，去滓，分温再服。

【注解】

①寒格：这里指上热与下寒相格拒，其证以饮食入口即吐为特征。

【解读】

伤寒病程中如出现肠腑结实之证，自当采用寒下之法，但因寒下乃祛邪攻击之剂，极易引发证情变化，故需据下后情况，对治疗方案作相应调整。如果不察病情变化，恣意再以吐、下之法治之，则病情会进一步发生变化，因误吐不仅具升散动火之性，更有伤津化热之变，而误下则易致脾阳耗伤，形成胃热内蕴脾阳耗伤的脾寒与胃热格拒的寒格证。值此之时，如医者一误再误，再以吐、下之法治之，则寒热格拒之象更形加重，出现脾升胃降逆乱、饮食入口即吐的重证。

根据本证脾寒上格、胃热气逆的病机特征，方中用芩、连清泄胃热，俾胃热得清、胃气得降、呕吐自止；

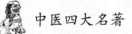

干姜辛温祛寒，寒去则脾气得升，下利可停；人参甘温，益气补中，以复中焦升降斡旋之职，更利寒热诸药各行其道，以解胃热脾寒之阻格。方中苦寒味重之芩、连与甘温之姜、参同用至三两，足见该方以苦寒降泄为主的配伍用意，显示了该方攻补兼施之中以清泄胃热、降胃止呕为主的治疗学思想。

本证与前述黄连汤证、栀子干姜汤证虽皆属胃热脾寒，但其间病机、证候表现又有细微差异。概括而言，本证以脾寒胃热相格拒的胃热气逆、食入即吐为主；黄连汤证虽亦可见及胃热上逆，但"欲呕吐"的一个"欲"字反映其呕吐表现未至太甚、或仅有泛恶之感，而以脾寒络阻的腹中痛更加明显，这可能正是方中用桂枝以通阳和络止痛之目的所在；与上二证不同，栀子干姜汤证的上热较轻，未至胃热气逆，而仅见胃热的"微烦"之候，脾寒则存在较多的相似。

下利，有微热而渴，脉弱者，今自愈。(359)

【解读】

虚寒下利病人，病程中见微微发热，且口中作渴，脉现弱象是欲自愈的征兆。

病人由不发热向微发热的转变，反映出阴邪渐化，寒邪渐去，正气奋起抗邪之势；值得注意的是，张仲景特别强调病人发热是微热，认为微热才是转愈佳兆。否则，若见大热，则或为阳复太过，或为虚阳外浮，又都非佳象。

虚寒下利病人，由于寒湿内蕴，口多不渴。如病人由口不渴向口渴转化，乃寒湿渐化，津不及布的表现，与热盛津伤不同，临床较易区分。此外，此处下利口渴与少阴自利而渴亦有较大区别，因少阴自利而渴，多见畏寒肢冷，脉来微细，不似本证手足有转温之趋，精神有转振之势。

脉弱既反映了病程中正气不足，亦表明其时邪气不盛，值此之时，病人才有向愈之机。

下利，脉数，有微热汗出，今自愈，设复紧为未解。一云，设脉浮复紧。（360）

【解读】

本条紧承上条，列出了寒利证自愈的另一种表现及不解的证候特征。条文中"设复紧为未解"句中的"复"字，点出了在脉数出现前，当见"紧脉"，属于虚寒下利之脉。下利同时脉现数象，并见微发热汗出，既是病欲自愈之象，应是反映了患病机体阳气回复、正

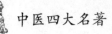

气渐旺、正能奋起驱邪的机转。

其脉数必兼和缓之象，为正能与邪相抗争的反映，而若数而空豁，则虽数亦非欲自愈之候；病程中由原来的不发热转为微发热是正能胜邪的标志，若大热暴现，又当注意其虚阳暴脱的另一端；汗出见于下利欲自愈之证是阳气渐充，津得输布，灌溉全身的佳象，但必微微汗出方为佳兆，否则，若大汗出不止又是津气外泄、阳失外固之候。因此，下利欲自愈的判断不仅要注意四诊的合参，更应注意相关证候表现在不同病理转化中的特征。

下利病程中脉由数而和缓复转为紧者，是邪气复聚，寒邪又盛之象，为病不解。

下利，手足厥冷，无脉者，灸之。不温，若脉不还，反微喘者死；少阴负趺阳①者为顺也。（361）

【注解】

①少阴负趺阳：少阴即太溪脉，用以候少阴肾气盛衰；趺阳即冲阳脉，用以候阳明胃气盛衰。少阴负趺阳，即太溪脉小于趺阳脉。

【解读】

阴盛阳虚，清气不升则下利；真阳耗伤，四末失温故手足厥冷；阳气不足无以鼓动血脉，因见无脉之候。值此之时，治当温补阳气。灸法作为温补阳气的快捷治法对此类证候有确切的疗效，但疗效的是否出现尚取决于病情的轻重。

若用灸法后厥冷不回、脉搏不出，往往是阴寒极盛而阳气已绝，病情至为严重，若再加上微喘，则为肺肾之气已绝之象，故主死候。

若于温灸后寸口脉虽未及，但太溪脉有微弱搏动，跌阳脉搏动更为明显的，提示肾阳虽衰而胃气尚存，病虽重而仍可救治，故为顺候。

下利，寸脉反浮数，尺中自涩者，必清脓血。（362）

【解读】

热邪内蕴不去，火热上冲故见寸脉浮数之象；热邪下迫，肠腑经络气血阻滞，因见尺脉滞涩不利。热壅气血，血肉腐败，故见大便下脓血之证。

下利清谷，不可攻表，汗出必胀满。（363）

【解读】

下利清谷为脾肾阳虚、清气不升、腐熟无力的表现，病人可能还当伴见畏寒肢冷、小便色白、舌淡苔白滑、脉微细等脾肾阳衰的证候表现。值此正气不足之时，机体抵御外邪力下降，极易招致外邪的侵袭，出现里虚寒兼表证的复杂证候。

对此类证候的治疗当以"攘外必先安内"为治疗准则，否则，一经发表，不仅外邪不去，更会因汗出阳伤，导致在里虚阳的外散，出现脾阳更耗、寒湿更盛、气机阻滞证之腹部胀满表现。

下利，脉沉弦者，下重^①也；脉大者，为未止；脉微弱数者，为欲自止，虽发热，不死。(364)

【注解】

①下重：肛门部有重滞的感觉。

【解读】

下利脉见沉弦，沉为在里，弦为气机不畅，故常伴后重之感。下利而脉象现大反映邪气盛实，故病不会转愈，所谓"大则病进"，"大则邪至"。

下利脉现微弱数者是邪气渐至衰微，阳气逐渐回复之象，故下利必将自然停止，即或有发热之象，亦是正能抗邪之象，因邪气已衰，病人预后必不至太过凶险。

下利，脉沉而迟，其人面少赤，身有微热，下利清谷者，必郁冒①汗出而解，病人必微厥。所以然者，其面戴阳②，下虚③故也。(365)

【注解】

①郁冒：郁闷眩冒，乃虚阳奋与邪争，邪将从汗解的先兆。

②其面戴阳：疾病过程中，病人出现面部淡红如妆，浮游不定的表现为戴阳。因红色属阳，面色发红犹如阳气戴于上面，故称戴 15 日。

③下虚：下焦虚寒。

【解读】

下利，脉沉而迟，面赤，身热，下利清谷等证，一派阴盛阳虚之象，治当温补阳气，破阴回阳，方得生机，应无自愈之理，何以病人可得郁冒汗出而解？几个程度副词点出了缘由所在，病人虽下利清谷，脉沉而迟，但面赤是"少赤"，身热是"微热"，手足厥是"微厥"，"少"与"微"既是对相应症状轻重的描述，更是对病人阳虚程度较轻的判定。

正因其阳虚程度较轻，生机之阳未得尽散，患病机体在进行自我充分调养过程中，正气有渐复的可能，随着正气渐趋充盛，正气蓄积到一定程度时，必会出现正

179

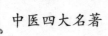

邪交争激烈的病理生理反应，出现心胸郁闷、头晕目眩、汗出，随之病解的转归。所以会出现这样的变化，归根结底是由于下焦阳已虚的缘故。

上述阴盛阳虚之证，待其自然恢复自是幸事，但抓住时机，辅以适当调治对促进病情向好的方向转化，则更有裨益。

下利，脉数而渴者，今自愈。设不差，必清脓血，以有热故也。（366）

【解读】

下利属阳虚，脉当现沉紧，今反见脉数且口渴的是阳气有恢复之机，反映正能与邪相争，津液未及得布，随着时间推移，机体将发挥自我调节机制，而疾病自愈。如果阳气来复，疾病不能自愈，说明机体阴阳不能达成平衡，多属阳复太过之证，因为阳热偏盛，必见下利脓血的症状表现。

下利后脉绝，手足厥冷，晬时脉还，手足温者生，脉不还者死。（367）

【解读】

下利止后，病人现脉绝、手足厥冷等症，是阳气耗伤、些微欲绝之象，一般预后不良。但由于其利已止，些微之阳尚有渐复之机，故观以时日便可测知其预后如何，如一日一夜后由脉绝转至脉微或细弱和缓、手足亦温，说明患病之体通过自身调节，阳气有渐复之机；相反，如虽经昼夜观察脉仍未见好转，则系机体阳气无回复之望，故为死证。

伤寒下利，日十余行，脉反实^①者死。(368)

【注解】

①脉反实：实，谓脉来坚实有力，多见于大实证。现虚证而见实脉，故称反。

【解读】

此处的下利概指虚寒下利，因若属邪实之利，则脉见实象自属正常，未必即属死证。与此相对，虚寒下利若见微细、微弱之象，既是正虚，亦示邪微，而若再见实脉之候，则示正虚邪实、正不胜邪之证，极易出现邪势鸱张、正气暴脱的死证。故证虚脉实者其预后不良。

下利清谷，里寒外热，汗出而厥者，通脉四逆汤主之。(369)

通脉四逆汤方

甘草二两（炙）、附子大者一枚（生，去皮，破八片）、干姜三两（强人可四两）。

上三味，以水三升，煮取一升二合，去滓，分温再服。其脉即出者愈。

【解读】

下利清谷为脾肾阳衰、清气不升、腐熟不能之象，较之一般下利清稀其阳气损伤尤重。里寒外热不是证候性质，而是对证候表现的概括，所谓"里寒"是指由于脾肾阳衰而致的下利清谷、畏寒肢冷、小便色白、舌淡苔白滑、脉细欲绝等；所谓"外热"并非指表热之证，而是指病人由于正阳些微，虚阳被格拒于外而见的一系列证候表现，诸如身大热反欲得衣被、面赤如妆、浮游不定等。

汗出是阳气衰微，阳不固阴而致，与表证汗出不同，更与里热证汗出不可同日而语。手足厥冷正是阳气衰微、四末失于温煦的真实反映。正由于阳气衰微明显，已至虚阳被格于外的局面，故治疗不仅应注意温补虚阳，更应使内外格拒得到解除，否则将有阳气外散之虞。

热利下重者，白头翁汤主之。(370)

白头翁汤方

白头翁二两、黄柏三两、黄连三两、秦皮三两。

上四味，以水七升，煮取二升，去滓，温服一升。不愈，更服一升。

【解读】

"热利"二字既指出了该证以下利为特征的证候特点，又揭示了该证热邪下迫大肠的性质，由此亦不难想见该证应具有下利臭秽、肛门灼热、小溲黄赤、口苦而干、舌红苔黄、脉数等热邪内蕴之象；"下重"二字点出了该证肝热内迫、气机阻滞的另一侧面，正因为此，气血必为之壅遏，病人自当见腹痛之证。气机壅滞，气血壅遏，加之热邪内蕴，壅遏气血，极易化为脓血，因此常见及利下脓血之证。

肝经热邪，下迫大肠，当以凉肝清热止利为治，方用白头翁汤。方中以白头翁为主药，其味苦性寒，能凉肝舒肝，尤善清下焦热毒，是治肝经下迫大肠下利的要药。黄芩、黄连苦寒，清热坚阴，并厚肠胃；秦皮苦寒，能清肝胆及大肠之热，且能凉血坚阴止利。四药相伍共成凉肝解毒、清肠止利之剂。

同为下利便脓血，本证与少阴病篇桃花汤证性质迥然有别。本证热利下重，下利物臭秽，脓血色泽鲜亮，伴口渴欲饮等热象。桃花汤证性质属虚寒，乃脾肾阳虚，关门不固，不能摄血使然，其下利必滑脱不禁，绝不应见里急后重之证，所下脓血晦暗不泽，腥冷不臭，且口必不渴、舌淡不红。

下利腹胀满，身体疼痛者，先温其里，乃攻其表，温里宜四逆汤，攻表宜桂枝汤。（371）

桂枝汤方

桂枝三两（去皮）、芍药三两、甘草二两（炙）、生姜三两（切）、大枣十二枚（擘）。

上五味，以水七升，煮取三升，去滓，温服一升，须臾，啜热粥一升，以助药力。

【解读】

本条的下利腹胀满，非热邪内蕴，亦非寒湿外侵，而是脾。肾阳虚，火不温土，腐熟无权，寒湿不运，气机壅滞之证，其下利物必清稀，甚或完谷不化，腹满亦必"腹满时减，复如故"，喜得温按，另见舌淡胖苔白滑等阳虚寒湿内蕴之象。在此基础上，病人复见身疼痛，是夹有表邪，属于里虚兼表寒不解的表里同病，治疗当以温补里虚为急。

里气先虚，径以表散，会令已虚正气更形耗散，表邪反有入里传变之虞，先安其内，则正气健旺，尤可驱使表邪外散。里气充实，下利停止后，若表邪尤在，可再拟表散之剂，以外散其邪。只是此时里虚证初差，正气尚未完全恢复，故应选择既可散表邪，又不碍里气的方剂治之。桂枝汤既能解肌祛风、调和营卫而祛在外之邪，更有内和脾胃之力，用于此等证候，至为恰当。其证虽见身疼痛，断不可用峻烈之剂麻黄汤，以防耗散太过，触动里气。

《伤寒论》中涉及里虚兼表的证治较多，其治疗先后又随表里证轻重缓急的不同而各异，如本条以里虚为重，故径拟先里后表之法。桂枝人参汤证虽属表里同治，但其用方仍突出在治里虚为主。麻黄附子细辛汤证与麻黄附子甘草汤证，亦属表里同治，但其已无在里下利，其里虚已属较轻，故治以温散为主，温里为次。

下利欲饮水者，以有热故也，白头翁汤主之。(372)

【解读】

厥阴热证下利，除下重的表现外，还有因热邪内蕴

185

致津液耗伤的口渴欲饮水证，这是热证下利诊断的又一依据。

"欲饮水"是热证下利的重要诊断依据，但不是惟一依据。从临床来看，下利欲饮水更有证属阳虚水津不能上承者，少阴病"自利而渴"即指此而言。热证下利必见利下物臭秽、口渴喜冷饮、小便色黄、舌红苔黄腻、脉数等；阳虚下利津不上承的口渴，其利下物多清稀、口虽渴但不多饮或喜热饮、小便色白、舌淡苔白、脉细，两者可资鉴别。

下利谵语者，有燥屎也，宜小承气汤。（373）

【解读】

下利与谵语并见，是燥热内结，用小承气汤治疗。以方测证，应见腹胀满疼痛，拒按，口干而苦，舌红苔黄燥等，其下利物必臭秽难闻，且纯为臭水，属燥屎阻结于肠，热迫津液下奔。其虽见下利，但燥屎内结依然，故结者自结、流者自流。其病机为燥结阻于肠道，故拟攻下通府的小承气汤，"通因通用"，俾燥结得去，邪热得清，则下利自除，是不治利而利自止的治本之法。

下利后更烦，按之心下濡者，为虚烦也，宜栀子豉汤。（374）

【解读】

大便通利后，有形之燥结可随之而去。若在便通后心烦更盛，但按之心下，脘腹部柔软，是燥结已去，邪热未除之象。"虚烦"非为正虚所致，而是相对于有形实结内停而言。正因实结已去，无形邪热内扰，致心神失宁，故宜清宣无形邪热，用栀子豉汤。

大便通利是有形实结得去的可能条件，但不是惟一条件，也有下利而燥结仍在者，前条小承气汤证即指此而言。验之之法，以手触按脘腹部，可推之有形实结存在，或胀满疼痛拒按，是实结仍在，仍可使用通下法治疗。

呕家有痈脓，不可治呕，脓尽自愈。（375）

【解读】

呕因痈脓内积而作者，不可单纯止呕，待脓尽痛消则呕自除。因痈脓内积而致的呕吐常是正气奋起驱邪外出的反映，若见呕只知止呕必致邪不得出而致生他变。本条提出了"见呕休止呕"的治疗主张，不仅对内痈致呕的治疗有指导意义，而对其他邪实致呕的治疗也具有

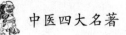 中医四大名著

普遍意义。

呕而脉弱，小便复利，身有微热，见厥者难治，四逆汤主之。(376)

【解读】

呕而脉弱是阳气不足、阴寒上逆之象。小便复利是肾阳亏耗，固摄无力，常见夜间尿多。身有微热是虚阳外浮，与表证之发热并见及里热轻的微热证性质迥异，鉴别之处在于虚阳外浮之身有微热，必微热而欲近衣被，小便色白。阳气内虚，不能温煦四末，因见手足厥冷之证。由于阳气内虚，阴邪上逆，虚阳外浮，故断为难治，宜用四逆汤急温其阳，冀阳回阴退而呕自止。

表证的发热，必寒热并见，脉现浮紧或浮缓，伴头身疼痛等肌表不和之象。里热轻证，其热虽微，但必不欲近衣被，小便色黄，伴口渴饮水，脉来数而有力。均应作鉴别。

干呕，吐涎沫①，头痛者，吴茱萸汤主之。(377)
吴茱萸汤方
吴茱萸一升（汤洗七遍）、人参三两、大枣十二枚

188

（擘）、生姜六两（切）。

上四味，以水七升，煮取二升，去滓，温服七合，日三服。

【注解】

①吐涎沫：吐出清稀唾液。

【解读】

肝阳不足则阴寒内盛、寒气上逆，最易乘犯胃土而作干呕之状；阳虚疏达无力，土壅水积留而为饮，随气上逆，证见吐出唾液清稀；肝寒气逆，循经上冲，清阳不利则头痛，由于厥阴肝经与督脉会于巅顶，故肝寒上逆头痛常以巅顶痛为特征。正是由于病机瘕结在肝寒气逆，故治疗以温降肝逆为主，俾肝木得温，气逆得降，干呕吐涎沫头痛自除，是不止呕而呕自止"治病求本"的又一范例。

本条与上条皆为阳虚寒气上逆犯胃作呕，本条以肝寒上逆为主，前条重在肾阳不足，两者病位有所不同。前条阳虚严重，见阳浮身热等难治症候。本条阳虚相对较轻，未至虚阳外浮。虽然同属阳虚所致干呕，前条治以温肾复阳，后条治以温肝降逆。

吴茱萸汤是治疗阳明中寒与厥阴虚寒证的主方，因二者都有阳虚阴盛、寒凝气逆的共同病机，同时还与方

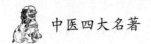

中君药吴茱萸兼入阳明、厥阴有关。

呕而发热者，小柴胡汤主之。（378）

【解读】

呕而发热，是少阳胆热犯胃，治用小柴胡汤，和解清热。

本条述证简略，从其所用之方分析，除发热症状外，可能还有少阳柴胡证的其他表现，但《伤寒论》中认为"有柴胡证，但见一证便是，不必悉具"，故抓住辨证要点即可。

伤寒大吐大下之，极虚，复极汗者，其人外气怫郁①，复与之水，以发其汗，因得哕。所以然者，胃中寒冷故也。（379）

【注解】

①外气怫郁：病人体表郁滞无汗而有烦闷之感。外气，指体表之气。怫郁：《辞海》"犹悒郁，心情不舒畅"。释据《楚辞·七谏·沈江》"心怫郁而内伤"。

【解读】

吐、下之法，本是伤寒病程中常用的治法，用于邪盛正实，效如桴鼓，但需中病即止，以免过剂伤正。恣意吐、下，常致脾胃阳气大虚，若再以辛温峻剂误汗，汗后旋又表气不畅，且烦闷异常者，是脾胃之气已伤，营卫生化乏源，无以作汗之候，若误以为证属表郁未解，而以饮水助发汗，则胃阳损伤更重，寒象内生，水邪停积，胃气上逆，因见呃逆之证。究其机制，是"胃中寒冷"，失于运化所致。

伤寒哕而腹满，视其前后，知何部不利，利之则愈。（380）

【解读】

哕证有寒热虚实之异，上条言哕为"胃中寒冷"，本条所述则为邪实内结，见哕而腹部胀满之候。邪结于何处，则又应据其证候不同作出判断。"视其前后"是言观察前后二阴，前阴不畅则水邪内逼，后阴不通则肠腑闭塞，皆可引发胃气上逆，导致哕证。

对邪实内积所致的哕证，应以祛邪治疗为先。根据其邪踞的部位，分别采用相应的方法导邪外出，此即张仲景"视其前后，知何部不利，利之即愈"的本旨。作为邪实致哕的治疗原则具有普遍意义。临证时，又需在此基础上，灵活选择相应方法，如利尿逐水，通便攻下等，应视其邪结部位与邪结轻重，灵活运用。

厥阴为病，因肝失条达，木火上炎，脾虚不运，易形成上热下寒的病理变化，本篇提纲证所论的消渴，气上撞心，心中疼热，饥而不欲食等上热下寒证，反映了厥阴病寒热错杂的证候特点，故作为厥阴病的代表证。然厥阴受邪，阴阳失调，若邪气从阴化寒，则为厥阴寒证；从阳化热，则为厥阴热证。病至厥阴，正邪相争，阴阳消长，而有阴阳胜复的特点。因阴胜则厥，阳复则热，阴阳互有争胜，故表现为手足厥逆与发热交替出现，则为厥热胜复证。

此证可根据厥逆与发热时间的长短，程度的轻重，来判断阴阳消长，病势的进退及预后。若由于"阴阳气不相顺接"，表现为四肢厥冷者，则称为厥逆证。邪犯厥阴，肝失疏泄，影响脾胃，升降失调，还可见呕吐、哕、下利等证。其中还有其他病因所致的厥逆、呕吐、哕、下利等，并非皆属厥阴，应对比鉴别。

厥阴病的治疗，因证而异，可采用"寒者温之，热者清之"或寒温并用等方法。上热下寒证，治宜清上温下，乌梅丸为代表方；厥阴寒证，或温经养血，或温胃降逆，当归四逆汤、吴茱萸汤为代表方；厥阴热证，可用凉肝解毒之法，白头翁汤为代表方。至于厥、呕、哕、利诸证的治疗，当遵循"观其脉证，知犯何逆，随

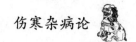

证治之"的原则以辨证论治。

厥阴病的预后及转归，主要有：厥阴正复邪祛，可有向愈之机；厥阴阳复太过，可发生痈脓、便血或喉痹等热证；若阳亡阴竭，则预后不良。

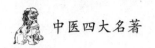

第7章　辨霍乱病脉证并治

问曰：病有霍乱①者何？答曰：呕吐而利，此名霍乱。(381)

【注解】

①霍乱：以吐利交作为主证，病势急而变化快，挥霍之间便致撩乱。

【解读】

霍乱者，乃暴发性之肠胃病，突然上吐下泄，挥霍撩乱，故名也。此由饮食不节不洁，露宿受湿，中气素虚，寒热不调，清浊不分，胃肠气机紊乱所致。霍乱分干、湿两型，干霍乱，绞痛短气，势欲呕吐而作也。湿霍乱者，上吐下泄，无腹痛症状。

霍乱特征为吐泻并作，包括现代医学之霍乱病，但不限于此，应包括多种胃肠病变。霍乱病列于伤寒六经病之后，其区别在于霍乱为病由内而外，伤寒由外而内也。

问曰：病发热头痛，身疼恶寒，吐利者，此属何病？答曰：此名霍乱。霍乱自吐下，又利止，复更发热也。(382)

【解读】

暑湿、寒湿、疫疠秽浊之气外侵，或饮食不节，致邪气踞于中焦，脾胃升降失司，是霍乱病的基本病理。因此，霍乱以突然发生剧烈的呕吐下利为特征。

由于人体是一个有机的整体，如同邪郁于表可影响及里一样，踞于中焦之邪亦可波及肌表，导致营卫功能失常，而见恶寒发热、头痛身疼之症。因此，霍乱除出现剧烈的呕吐、下利证候外，尚可伴有恶寒发热、头痛身疼等营卫不和之证。本条所述即是霍乱在里之邪波及肌表时所见的证候类型。

因为霍乱的吐利是病从内发，而非误治，故张仲景称其"自吐下"。该证若里气平和则吐利会自然消失，但由于肌表营卫之气尚未调和，故还可见及发热等肌表不和之证。

伤寒，其脉微涩者，本是霍乱，今是伤寒，却四五日，至阴经上，转入阴必利，本呕下利者，不可治也。欲似大便，而反失气，仍不利者，此属阳明也，便必硬，十三日愈，所以然者，经尽故也。下利后当便硬，硬则能食者愈，今反不能食，到后经中，颇能食，复过一经能食，过之一日当愈，不愈者，不属阳明也。（383）

【解读】

机体感受外邪，正气奋起抵抗，其脉应现浮象，今脉不浮而反见微涩，显然内有虚象。究其缘由，系霍乱后阴阳两伤，复感外邪所致。霍乱由于吐泻剧烈，病程中极易出现伤阴损阳之变，此时即使霍乱病证已除，但若不加养慎，又极易招致外感。由于正气先虚，外邪侵入后，正气无力与之抗争，故脉现微涩之象。

霍乱后正虚感邪，不仅初起证候与一般伤寒病人有别，且病后转归亦不同。由于霍乱病位踞于中焦，病后脾胃之气损伤尤为突出，脾升胃降之机一时难以恢复，在此基础上感受外邪，病邪最易传入中焦，所以病经四五天，即可传入阴经，致脾失升清而下利；若病人再现脾胃升降气机逆乱，吐利并见，则治疗更为困难。因本已阴阳俱不足，复加吐利并见，则正虚更甚，极易发生阴竭阳脱之变。

若霍乱病人胃气较强，则正气渐有恢复之机，故病人见"欲似大便，而反失气"之象，是脾胃健运、中焦气机升降得以复常的象征，故虽病经时日，外侵之邪亦难入阴经，故"仍不利"，由于脾升胃降之机渐得恢复，病人大便会由稀溏转硬。此类病人由于正气有恢复之机，故虽感外邪亦能待正旺后驱邪外出，故"十三日愈"。

霍乱病下利止后，如脾气渐旺，则大便会逐渐转硬，此时胃纳功能恢复，又是疾病向愈的重要因素。病人胃纳如常，则正气得食气之助，更易驱邪外出，故病易愈。即或一时胃纳功能不能复常，但随着时间的推移，胃纳转常者，亦会出现正旺驱邪的向愈局面。如仍不愈，则病情较为复杂，病变不是仅仅局限于胃纳功能方面，可能还有其他原因，需重新审察。

恶寒脉微而复利，利止亡血①也，四逆加人参汤主之。(384)

四逆加人参汤方

甘草二两（炙）、附子一枚（生，去皮，破八片）、

197

干姜一两半、人参一两。

上四味，以水三升，煮取一升二合，去滓，分温再服。

【注解】

①亡血：此处作亡津液解。

【解读】

霍乱病人见恶寒脉微下利等象显是阳气衰微之候，认识颇为容易。对张仲景在条文中提出的病人由下利到利止的转变颇应引起注意，初看起来，病情似乎有好转之趋，但从张仲景对该病证性质的判断来看，病人的病情非但没有好转，反认为病情出现了"亡血"之变。此处的"亡血"应是亡津液的互词，"利止"乃利下过度以至津液耗竭，无物可下而出现的证候特征，并非病情转愈之象。故而本证性质应是阳气既虚、阴分亦不足。

关于亡血亡津液与阳气得复利止的区别，则可根据四诊合参而得以分别。如虽利止，但恶寒更甚，脉象细微，且四肢逆冷、躁扰不宁、眼眶凹陷者属阳亡液脱之象；若利止同时伴脉转和缓有力，或由短见长，且四肢转温、精神转振为阳回欲复的佳兆。

由于本证不仅阳气衰微，更因利下过度而致阴亦欲竭，故治疗不仅应顾其阳，亦应兼顾其阴。方用四逆汤回阳救逆为主，更以人参大补元气、生津益液。

霍乱，头痛，发热，身疼痛，热多欲饮水者，五苓散主之；寒多不用水者，理中丸主之。(385)

五苓散方

猪苓（去皮）、白术、茯苓各十八铢，桂枝半两（去皮），泽泻一两六铢。

上五味，为散，更治之，白饮和，服方寸匕，日三服。多饮暖水，汗出愈。

理中丸方下有作汤加减法

人参、干姜、甘草（炙）、白术、各三两。

上四味，捣筛，蜜和为丸，如鸡子黄许大。以沸汤数合，和一丸，研碎，温服之，日三四，夜二服。腹中未热，益至三四丸，然不及汤。汤法，以四物依两数切，用水八升，煮取三升，去滓，温服一升，日三服。若脐上筑①者，肾气动也，去术，加桂四两；吐多者，去术，加生姜三两；下多者，还用术；悸者，加茯苓二两；渴欲得水者，加术，足前成四两半；腹中痛者，加人参，足前成四两半；寒者，加干姜，足前成四两半；腹满者，去术，加附子一枚。服汤后，如食顷②，饮热粥一升许，微自温，勿发揭衣被。

【注解】

①脐上筑：筑，捣也。形容脐上跳动不安，如捣物之状。

②食顷：约吃一顿饭的时间。

【解读】

霍乱属邪阻中焦，而中阻之邪复可波及肌表，故霍乱在吐利同时常常伴见恶寒、发热、头痛、身痛等肌表之症。由于中焦阳气盛衰的不同，病人的证候表现会出现细微的差异。若脾阳尚旺，正气奋起与邪抗争，则可见发热症状明显的"热多"之象；而若属脾阳不足，正气不能与邪相争，则多见恶寒症状明显的"寒多"之象。

对文中"热多"、"寒多"的理解历来存在争议。不少人以为"热多"、"寒多"是指证候性质，而若结合所用之方则不难理解其真正含义。如"热多"果属湿热霍乱或病已化热伤津，岂有用温阳化气利水的五苓散之理？因此，条文中的"寒多"、"热多"实际言及的是恶寒、发热症状表现的轻重，张仲景藉此所要反映的是中焦阳气盛衰的：不同，从两证性质而言，应该都是寒湿阻于中焦之证。

寒湿内阻，治当温化疏利，若脾阳尚旺者，则治疗着眼点在于使脾运复常而湿邪有出路，故以五苓散化气运脾，渗利水湿，脾运得健，寒湿得利，则脾升胃降之机得以恢复，而吐利自得解除；况五苓散不仅有运脾、内利寒湿之功，更具外疏和表之能，故用后不仅吐利能速得缓解，肌表不和之象亦能速除。

对中阳不足明显者，由于脾运功能减退，仅以运脾利湿力有不及，故需赖甘温补益以振奋中阳，兼以刚燥以化寒湿，方用理中丸，至其服法，需待病人腹中有由冷转热之感者方为有效，否则应增加用药份量；若属病情重、急，因丸剂作用和缓，恐力有不及，又需赖汤剂以增强其温化之力。药后饮入热粥亦是增强药效、温养中气的重要方法之一。

理中丸的方后加减，是针对其病理进程中可能见及的不同兼证而设的，应明确是举例而非全部。如兼见脐上跳动为兼肾虚水寒上冲，故去掉白术之壅补，仿桂枝加桂汤意，增入桂枝以温阳制水平冲；若因脾阳不足，致寒饮内停，上冲于胃而见呕吐者，则治疗又当去白术之壅补而仿茯苓甘草汤意，加生姜以化饮和胃降逆；若脾土不厚，清气不升，水湿下注者仍用白术之厚土；若因水气凌心而致心下悸者，加用茯苓既可利水更可宁心定悸；若渴欲饮水由脾运不健，津不上承者，宜重用白术以补土布津；因中虚而致腹中痛喜按者，重用人参以补虚缓急而止痛；而如属中寒明显，腹中冷痛，手足不温者，宜重用干姜以温中散寒止痛；若阳虚寒凝致气滞不行，腹中胀满不舒者，应去白术之壅，增附子辛温通阳以散寒除满。

吐利止而身痛不休者，当消息①和解其外，宜桂枝汤小和②之。（386）

桂枝汤方

桂枝三两（去皮）、芍药三两、生姜三两、甘草二两（炙）、大枣十二枚（擘）。

上五味，以水七升，煮取三升，去滓，温服一升。

【注解】

①消息：斟酌之意。

②小和：即微和，谓不需猛烈之剂。

【解读】

霍乱吐利停止，首先得分清其吉凶。若为里气调和，脾升胃降之机得以恢复，则在吐利止同时，应见精神爽慧、手足转温、苔腻渐化、脉来和缓等佳象；若属吐下太多，无物可吐可利者，则吐利止同时当见精神萎靡、手足冰冷、眼眶凹陷、皮肤干瘪、脉微欲绝等。

对"身痛不休"性质的判定，一般认为是微邪在表不去，此外，亦有为营卫之气不和而不夹表邪者，不可不知。

若"身痛不休"属里气调和而营卫未调或微邪在表者，应当采用桂枝汤调治，因该方不仅能外和营卫，更有利于霍乱病后脾胃升降之机的恢复。相反，若对霍乱病后身疼痛施用猛烈之剂，则欲速而不达，并将招致津气进一步损伤，因霍乱之后往往津气两伤，前人所谓"吐下之后，定无完气"是也。

对吐利虽止而证属津气耗竭、无物可下的身痛不休，桂枝汤亦不适宜，需根据病情性质，灵活选用相应方剂，如白通加猪胆汁汤之类，以先治其里。

吐利汗出，发热恶寒，四肢拘急①，手足厥冷者，四逆汤主之。（387）

四逆汤方

甘草二两（炙）、干姜一两半、附子一枚（生，去皮，破八片）。

上三味，以水三升，煮取一升二合，去滓，分温再服。强人可大附子一枚、干姜三两。

【注解】

①四肢拘急：四肢拘挛紧急，即所谓抽筋。

【解读】

霍乱以中焦脾胃升降之机逆乱为主。在其病理进程中，从正气的角度分析，既有脾阳未至太虚的五苓散证，亦有脾阳已虚的理中丸证，更有心肾阳气衰微的四逆汤证。本条所述即是并发心肾阳气衰微的霍乱吐利证。

由于心肾阳气衰微，阴盛于内，虚阳不得温运中焦脾胃，因而霍乱病表现将进一步加重。由于阳衰不固，营阴不守，见汗出之象。"发热恶寒"一证，前人多认为属"虚阳外浮"，如果是，则决非四逆汤所能胜任，而当用通脉四逆之类治之，鉴此，其性质仍当为邪在中焦波及肌表或夹有表邪之象。

由于阳衰温煦不力，筋脉失于柔顺，故手足厥冷、四肢拘急，《内经》所谓"阳气者，精则养神，柔则养筋"是也，前人有谓属"阴阳两伤"，若如此，张仲景何不用太阳病篇先温阳、后益阴或阴阳并补之现成方法，因此，本条实际仍是阳伤为主，所不同者，只是阳伤更重，出现了心肾阳虚之候。正因其阳衰为急，故治疗仍遵循"伤寒，医下之，续得下利，清谷不止，身疼痛者，急当救里。后身疼痛，清便自调者，急当救表。救里宜四逆汤，救表宜桂枝汤"的先后原则，里急先救里，以四逆汤治之。

既吐且利，小便复利，而大汗出，下利清谷，内寒外热，脉微欲绝者，四逆汤主之。（388）

【解读】

霍乱病病程中，由于阳气（少阴心肾阳气）进一步损伤，则不仅阳失温煦、火不暖土而致吐利剧烈、下利清谷，而且由于阳微失于收摄致关门不利、玄府洞开因见小便复利、大汗出等象，此时由于虚阳丝微，了无根本，而有浮散外越之势，故病人复见内寒外热之"身大热，反欲得近衣"的"真寒假热"之象。

尽管有在外之"身大热"，其脉候仍因阳气衰微而见"微而欲绝"之象。阴盛阳衰，虚阳被格于外，其治自应破阴回阳，通达内外，参少阴病篇相关证候应当使用四逆加人参汤或通脉四逆汤，方为合拍。原文用四逆汤恐力有不逮。

吐已下断[①]，汗出而厥，四肢拘急不解，脉微欲绝者，通脉四逆加猪胆汤主之。（389）

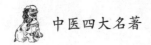

通脉四逆加猪胆汤方

甘草二两（炙）、干姜三两（强人可四两）、附子大者一枚（生，去皮，破八片）、猪胆汁半合。

上四味，以水三升，煮取一升二合，去滓，内猪胆汁，分温再服，其脉即来。无猪胆，羊胆代之。

【注解】

①吐已下断：吐利停止。

【解读】

霍乱病人吐利停止后，未见手足转温、精神转振、脉来和缓，而是汗出、四肢拘急、冰冷，脉微欲绝，显为病情加重之象。其吐利停止为吐利太过致阴液耗竭而无物可吐可下；因其阳气衰微、阴液内竭，筋脉失于濡养、温煦，因见四肢拘急不解；阳气衰微失于固守则汗出，失于温煦则手足厥冷。阴阳俱虚，则脉来微而欲绝。针对此证治疗自当以温阳益阴为方案，但由于有形之阴不能速生，且由于"阴伤而阳未亡者，其阴自得续生"，故治疗以温阳为主，俾阴得阳生而生生不息，方用白通汤以回阳救逆、通达内外为主，佐以猪胆汁兼益其阴，且有反佐之意。

从证候性质及治疗用方分析，本证除条文所述证候表现外，还应见及身反不恶寒、其人面色赤等阴盛于内、格阳于外的证候。

与四逆加人参汤证相较，两证同为阳气衰微，阴液并耗，故都有阳气衰微的脉微、厥逆及阴液亦耗、无物可下的利止等证，但白通加猪胆汁汤证证情更重，而四逆加人参汤证则证情较轻。前证所以更重，是因为该证不仅阳微而脉微欲绝，更见及微阳外浮之身反不恶寒、其人面色赤及虚阳不固的汗出等症，此外，"四肢拘急不解"更是阴阳俱伤增重、筋脉失濡之征。

吐利发汗，脉平①，小烦者，以新虚不胜谷气②故也。(390)

【注解】

①脉平：脉来平和。

②谷气：此处指饮食。

【解读】

霍乱病以中焦脾胃升降逆乱为特征，经治疗后虽然霍乱病证已除，但脾胃运化功能由于吐利难免不遭损伤，因而病后常见中焦乏运之象，值此之时，犹需注意调节饮食，以利脾胃功能的恢复，若食入过多或过啖肥甘厚味，极易招致食气内停，出现轻微烦闷表现。

此症未出方治，含有不需药治，重在食养的思想。

从临床实际来看，可酌予运中之品以促其恢复。

霍乱初起可见及貌似伤寒的证候表现，但其病变重心及疾病演变趋势却与伤寒迥然不同。就其证候表现而言，霍乱往往起病突然，初起即以上吐下泻不止为特征，非若伤寒初起病位在表，待外邪迫入大肠、影响胃气和降后才出现吐利可比；就两者病位而言，霍乱病初即以邪踞中焦、影响脾升胃降之机为主，其恶寒发热头身痛是在里之邪波及肌表所致；伤寒病初邪踞于表，病理过程中出现吐利系表邪影响及胃肠，致胃失和降、肠失传导所致，在"恶寒发热头身痛"表现与"上吐下泻"关系上，和霍乱有着先后标本之异。

此外，霍乱有着吐利交作、病势急而变化快的特征，病人往往在短时间内即出现伤阴损阳之变；伤寒则变化较慢，有循六经演化的特征。

第8章　辨阴阳易差后劳复病脉证并治

伤寒阴阳易①之为病，其人身体重，少气，少腹里急，或引阴中拘挛②，热上冲胸，头重不欲举，眼中生花，花一作眵。膝胫拘急者，烧裈散主之。（391）

烧裈散方

妇人中裈，近隐处，取烧作灰。

上一味，水服方寸匕，日三服，小便即利，阴头微肿，此为愈矣。妇人病，取男子裈，烧服。

【注解】

①阴阳易：因病后过早房事而致疾病复发的病证。由于病后精气虚损，症状与原病已大有不同，故称"易"，"易"作变异解。亦有认为"易"作交易解，谓

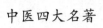

病后交媾，男病传女，女病传男。

②阴中拘挛：牵引阴部拘急痉挛。

【解读】

伤寒病后大多正气内虚而余邪留恋，过早房事一则易耗不足之气，二则损却内虚之精，余邪乘虚而发，导致阴阳易证。病人身体沉重、感觉气少不足以息是房事后耗伤元气之象；少腹紧张急迫，有的甚至出现阴部牵引拘挛是阴精内亏筋脉失去濡养之征；房事后伤及肾中之精，致令精亏于下而火热之毒炎于上，病人出现热气上逆冲于胸膈，头重抬不起，眼睛发花，膝和小腿拘急痉挛之象。

此证实则为"房劳复"证，针对精气内耗、热毒留扰这一虚实夹杂的病机，治当调补阴阳，祛除热毒之邪。

烧裈散是张仲景用于治疗阴阳易证的方药，该方取用男子或女子裤裆或裙裆近阴部的布料，烧灰制成。传统理论认为，该方能畅利小便，使热毒从阴部下泄，进而达到引邪外出之目的。历代医家皆从阴阳相求、引热毒下行来解释其作用机制。《外台秘要》等古典医籍中有类似病案的记载，但今人验之临床者甚少。现代诊断学中对阴阳易证的研究内容缺如，该方药的作用机制存疑，有待研究后重新评估。

从历代有关阴阳易的证治内容来看，阴阳易证并非烧裈散一张方剂所能胜任，从检阅文献来看，尚应结合阴阳易证的不同病机来进行论治，《外台秘要》等典籍中有治疗阴阳易方药数种，可以参看。

大病①差后②，劳复③者，枳实栀子豉汤主之。（392）

枳实栀子豉汤方

枳实三枚（炙）、栀子十四个（擘）、豉一升（绵裹）。

上三味，以清浆水④七升，空煮取四升，内枳实、栀子，煮取二升，下豉，更煮五六沸，去滓，温分再服，覆令微似汗。若有宿食者，内大黄如博棋子⑤五六枚，服之愈。

【注解】

①大病：严重的疾病。中医认为中风、伤寒、热劳、温疟等均属大病之类。

②差后：是热病过程中余邪未尽，正气损伤，机体功能尚未完全恢复正常时出现的一组病理变化的总称。应当指出，它不是一个独立的病证，而是包括了一组表

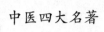

现各异的临床证候。

③劳复：病后正气尚虚、邪犹未尽时，因劳力过度而诱发的病证。

④清浆水：一说即淘米泔水，久贮味酸者佳，如徐灵胎持此观点；亦有认为是将粟米烧成饭后投入水中，浸五六天后，生白花，色类浆，则清浆水即成，如《本草蒙荃》。

⑤博棋子大：一说如方寸匕大小，如《千金方》；一说长1寸、方1寸大小，如《服食门》。

【解读】

劳复证的特征是因"劳"而致病复发，不仅有体力劳动、脑力劳动及房劳等"劳"形式上的差异，更有过早或过度劳作内容的不同。至于其形成机制，大多是因病后劳则气上，余热复聚使然。

所述劳复证候，内容至为简单，需以方测证，并结合方后注逆推的方法，来加以理解。使用方药是枳实栀子豉汤，该方由栀子豉汤加枳实三味药组成，据方药分析，所述之证应属无形热盛致气机郁滞。

既然所用之方是在栀子豉汤基础上加减而成，可见此证应有热郁胸膈证的证候特征，因此病人出现心烦懊侬，胸中窒闷，舌红苔薄黄等症势在必然。方中复用枳实，古人喻之有"冲墙倒壁"之功，足见其行气散结之峻，张仲景将其用于此显见该证气郁之甚；对枳实的具体作用部位，《名医别录》谓其主"破结实，消胀满，心下急痞痛"，可见其作用主要是行心下胃脘部气滞，其气郁部位以心下胃脘部为主。

本证与栀子豉汤证及栀子厚朴汤证至为相似，需仔细区别，三汤证相较，栀子豉汤证虽亦可因热郁盛而见"胸中窒"、"心中结痛"等气机郁滞之候，但气郁部位偏于胸中（上）；枳实栀子豉汤证则气机郁滞偏于胃脘（中）；栀子厚朴汤证以栀子豉汤去豆豉之升浮，并径用枳实、厚朴两味直入腹中以行腹中气滞，部位应在腹中（下）。

由此分析可见，虽然三汤证所治之方皆以栀子豉汤为基础，但稍作化裁则所得之方有上浮、中踞、下趋之妙，这种临证变通思想应是吴鞠通"治上焦如羽，非轻不举；治中焦如衡，非平不安；治下焦如权，非重不沉"治疗学理论演绎的基础。

劳复治用枳实栀子豉汤，仅是举例而已，临床所见劳复的证候类型较为复杂，医师应结合所见之证，灵活选方用药。

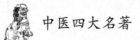

伤寒差以后，更发热，小柴胡汤主之。脉浮者，以汗解之，脉沉实一作紧者，以下解之。(393)

小柴胡汤方

柴胡八两、人参二两、黄芩二两、甘草二两（炙）、生姜二两、半夏半升（洗）、大枣十二枚（擘）。

上七味，以水一斗二升，煮取六升，去滓，再煎取三升，温服一升，日三服。

【解读】

发热是临床常见证候，亦是病人大病差后易见的症状之一。对其认识常有两种不同的倾向。其一认为差后发热多属虚证，是因阴血不足，不能配阳，致阴虚阳浮所成，治当补养阴血以潜浮阳。另一看法则认为发热属邪热复炽或复感外邪，主张以清解祛邪为先。

本条对差后发热的处理以汗、下、和解三法，昭示差后发热其证各异。在汗、下二法选方上未置定数，含有因证情不同，可灵活选方的思想，是"观其脉证，知犯何逆，随证治之"原则的又一体现。

大病差后，从腰以下有水气者，牡蛎泽泻散主之。(394)

牡蛎泽泻散方

牡蛎（熬）、泽泻、蜀漆（暖水洗去腥）、葶苈子（熬）、商陆根（熬）、海藻（洗去咸）、栝楼根各等份。

上七味，异捣，下筛为散，更于臼中治之，白饮和服方寸匕，日三服。小便利，止后服。

【解读】

伤寒之类热病初愈，由于阳气耗伤、气化不行或阴液不足、湿热停滞，常可并发水肿之证，其证多属正虚或正伤邪恋，与之相对，临床亦有表现为纯属实证者。从条文用牡蛎泽泻散治疗分析，该方以大队祛邪药祛邪为主，足见该证属之邪实有余。

从牡蛎泽泻散组成分析，方中泽泻、商陆根泻水利小便，蜀漆、葶苈开凝逐饮，祛水热之内停；牡蛎、海藻软坚以消痞；栝蒌根滋润津液而利血脉之滞，合方共凑逐水清热，通利血脉之功。因此，其所对应之证为湿热壅滞，气机不畅之候。

证既属湿热内停，则除"腰以下有水气"，如膝胫足附水肿外，当见及小便不利，尿色黄赤，下肢沉重，口中黏腻，舌红苔黄腻，脉沉实有力等症。

本证虽肿在腰以下，但与阳气不足致水气不化者不同，亦与湿热夹有阴虚者有异。阳气不足的水肿常见头面皆肿，面色白，乏力神疲，或畏寒肢冷，口淡不渴，

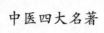

舌淡胖有齿印苔白滑，脉濡或沉细无力等症。湿热夹有阴虚者常在水肿同时伴见手足心热，面色黧黑，肌肉瘦削，舌瘦小，脉细数等症。

本证虽为湿热壅滞，但毕竟属之大病之后，因此，用此等攻击之剂犹当慎重。用时应以米汤等和服，以保养胃气，防止攻逐之剂损伤正气。用药宜中病即止。

大病差后，喜唾①，久不了了②，胸上有寒，当以丸药温之，宜理中丸。（395）

理中丸方

人参、白术、甘草（炙）、干姜各三两。

上四味，捣筛，蜜和为丸，如鸡子黄许大，以沸汤数合，和一丸，研碎，温服之，日三服。

【注解】

①喜唾：即频频泛吐唾沫。

②久不了了：长时间不好转。

【解读】

伤寒之类热病初愈，病人口吐唾沫、久久不止，是津聚不去、停积为饮之候。验之临床，证情既有寒、热之异，亦有虚、实之殊。

如何鉴别其寒、热属性，除依据仲景"胸上有寒"

之训外，临床必见唾出唾沫既多，且其质清稀，并伴口中不渴，喜温畏寒，小便清白，舌苔白滑等症；反之，若吐出唾沫黏腻不爽，或兼口苦，小便黄赤，舌红苔黄腻等症者，为病性属湿热无疑。

病人口吐唾沫，更有虚、实之异，若为实证，则因正气不虚，停积之痰饮每随吐而得去，故吐后多不复再吐，不至久久不愈；此证之吐不仅因寒饮内生，上泛胸膈，而见口吐唾沫不止，且因阳气内虚、津不得运而痰饮不断滋生，故不复其阳则病根不除而寒饮凝聚不止，因而旋唾旋生，久久不得息止，非若邪实停留，得吐则愈可比。

"胸上有寒，当以丸药温之"，实即指出了该证的性质属之虚寒。至其病位，又以脾肺为中心。因脾为机体水谷、水湿运化的本源，其机能异常又是水湿滋生之根本，故有"脾为生痰之源"之说；脾阳不足，肺金失去脾土温养，则肺气日虚而布散无力，甚则肺气失敛，至此，津液不但不司其濡养之职，反聚为饮而成邪，脾失运化、肺不布津所生痰饮，停于胸膈，而为"喜唾，久不了了"之证。

本证虽有寒饮内停，但病根在于脾肺阳气不足，饮从中生，故温补脾肺为治本之法，理中丸确为的对之

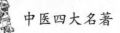

方。该方不仅能温补脾阳以助运化水谷、水湿，更可温肺以布散津液，脾、肺之阳得复，则津液自得正常敷布而不至留聚为痰饮，是不治饮而饮自消之意。

伤寒解后，虚羸①少气，气逆欲吐，竹叶石膏汤主之。（396）

竹叶石膏汤方

竹叶二把、石膏一斤、半夏半升（洗）、麦门冬一升（去心）、人参二两、甘草二两（炙）、粳米半升。

上七味，以水一斗，煮取六升，去滓，内粳米，煮米熟，汤成去米，温服一升，日三服。

【注解】

①虚羸：虚弱消瘦。

【解读】

与前条相较，前条"喜唾"，本条"欲吐"，证候表现有相似之处，然其性质却有寒热之别。张仲景将条文作如此排列，正是欲示人差后有寒、热属性的不同。

对伤寒差后阶段证候性质的认识，"寒邪易伤阳气"的理论更为大家所接受，故从阳虚证着眼者多。实际上，《伤寒论》中所述的感受外邪，并非寒邪一端；即使确属风寒外犯，证候转归亦不是阳气损伤一种演变途径，而是受到患者体质因素、治疗措施等多种内外因的左右。

本条证候性质属于虚实夹杂，其"实"指胃热留扰不去；而"虚"为气阴两伤，且为"邪少虚多"之候。究其形成之因，多为素体阳盛阴伤者见及。正是由于胃热未尽，复加气阴两伤，致胃气失于和降，故见"气逆欲吐"；气伤不足以息，故见少气，阴津损伤不足以滋润形体，故见虚弱消瘦。除上述证候外，本证更可见及发热、心烦、口渴、少寐、舌红少苔、脉象虚数等热邪不尽、气阴两伤之候。

病后气阴两虚、余邪留扰、邪少虚多，宜用正邪兼顾的变通治法。竹叶石膏汤是由白虎加人参汤加减而成。正因其邪热已减，故去方中苦寒味重之知母，加入竹叶之清扬以清热除烦；以其正伤少气，故仍用人参、甘草；其阴津耗伤尤重，已至形体消瘦、舌红少苔，故增甘寒之麦冬，助粳米以滋养胃液；妙在方中以半夏之辛散，配在大队甘凉滋润药中，既能防寒凉甘滋以碍胃，更有和胃降逆之妙用。经过对白虎加人参汤的合理化裁，变原先以祛邪为主、兼益气津而为以益津气为主、兼除余热。因此，就本证性质而言，其阳明胃热与白虎汤证、白虎加人参汤证相类，只是其热势已减、邪

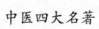

气已少，而气阴两伤的正虚较为明显。

病人脉已解^①，而日暮微烦，以病新差，人强与谷，脾胃气尚弱，不能消谷，故令微烦，损谷^②则愈。（397）

【注解】

①脉已解：病脉已除，脉象正常。

②损谷：减少饮食。

【解读】

病人脉象已经转为平和，而至傍晚时分却出现轻微心烦不安，或见微有发热，源于大病新差，病人脾胃功能尚弱，加之饮食不节，调摄失宜所致。人与天地相应，日中阳气旺盛，日暮阳气渐衰，而脾胃阳气亦衰弱，不能消谷，致胃气生郁，食积生热。对此，只要适当减少食物的摄入，则虚弱的脾胃机能就会逐渐恢复正常，胃气郁滞自然解除。

附一　中药药性歌诀

（明）龚延贤

人参味甘，大补元气，止咳生津，调容养卫。

黄芪性温，收汗固表，托疮生肌，气虚莫少。

白术甘温，健脾强胃，止泻除湿，兼祛痰痞。

茯苓味淡，渗湿利窍，白化痰涎，赤通水道。

甘草甘温，调和诸药，炙则温中，生则泻火。

当归甘温，生血补心，扶虚益损，逐瘀生新。

白芍酸寒，能收能补，泻痢腹痛，虚寒勿与。

赤芍酸寒，能泻能补，破血通经，产后勿犯。

生地微寒，能消湿热，骨蒸烦劳，兼消破血。

熟地微温，滋肾补血，益髓添精，乌须黑发。

麦门甘寒，解渴祛烦，补心清肺，虚热自安。

天门甘寒，能治肺痈，消痰止嗽，喘气有功。

黄连味苦，泻心除痞，清热明眸，厚肠止泻。

黄芩苦寒，枯泻肺火，子清大肠，湿热皆可。

黄柏苦寒，降火滋阴，骨蒸湿热，下血堪任。

栀子性寒，解郁除烦，吐衄胃痛，火降小便。

连翘苦寒，能消痈毒，气聚血凝，温热甚逐。

石膏大寒，能泻胃火，发渴头痛，解肌立妥。

滑石沉寒，滑能沉寒，解渴除烦，湿热皆可。

贝母微寒，止嗽化痰，肺痈肺痿，开郁除烦。

大黄苦寒，实热积聚，蠲痰润燥，疏通便闭。

柴胡味苦，能泻肝火，寒热往来，疟疾均可。

前胡微寒，宁嗽化痰，寒热头痛，痞闷能安。

升麻性寒，清胃解毒，升提下陷，牙痛可逐。

桔梗味苦，疗咽肿痛，载药上升，开胸利壅。

紫苏叶苦，风寒发表，梗下诸气，消除胀满。

麻黄味辛，解表出汗，身痛头疼，舒筋活血。

葛根味甘，祛风发散，温疟往来，止渴解酒。

薄荷味辛，最清头目，祛风化痰，骨蒸宜服。

羌活微温，祛风除湿，身痛头疼，舒筋活血。

独活辛苦，颈项难舒，两足湿痹，诸风能除。

知母味苦，热渴能除，骨蒸有汗，痰咳皆舒。

白芷辛温，阳阴头痛，风热瘙痒，排脓通用。

藁本气温，除头巅顶，寒湿可祛，风邪可屏。

香附辛苦，快气开郁，止痛调经，更消宿食。

乌药辛温，心腹胀痛，小便滑数，顺气通用。

枳实味苦，消食除痞，破积化痰，冲墙倒壁。

枳壳微温，快气宽肠，胸中气结，胀满堪尝。

白蔻辛温，能祛瘴翳，益气调元，止呕和胃。

青皮苦温，能攻气滞，削坚平肝，安胃下食。

橘皮苦温，顺气宽膈，留白和胃，消痰去白。

苍术苦温，健脾燥湿，发汗宽中，更祛瘴疫。

厚朴苦温，消胀泄满，痰气泻痢，其功不缓。

南星性热，能治风痰，破伤强直，风搐自安。

半夏味辛，健脾燥湿，痰厥头疼，嗽呕堪入。

藿香辛温，能止呕吐，发散风寒，霍乱为主。

槟榔辛温，破气杀虫，祛痰逐水，专除后重。

腹皮微温，能下膈气，安胃健脾，浮肿消去。

香薷味辛，伤暑便涩，霍乱水肿，除烦解热。

扁豆微温，转筋吐泻，下气和中，酒毒能化。

猪苓味淡，利水通淋，消肿止渴，阴汗自遏。

木通性寒，小肠热闭，利窍通经，最能导滞。

车前子寒，溺涩眼赤，小便能通，大便能实。

地骨皮寒，解肌退热，有汗骨蒸，强阴凉血。

木瓜味酸，温肿脚气，霍乱转筋，足湿皆用。

威灵苦温，腰膝冷痛，消痰痃癖，风湿皆用。

牡丹苦寒，破血通经，血分有热，无汗骨蒸。

玄参甘苦，消肿排脓，补肝益肺，退热除风。

丹参味苦，痈肿疮疥，生新去恶，祛除带崩。

苦参味苦，痈肿疮疥，下血肠风，眉脱赤癞。

龙胆苦寒，疗眼赤疼，下焦湿肿，肝经热烦。

五加皮温，祛痛风痹，健步坚筋，益精止沥。

防己气寒，风湿脚痛，热积膀胱，消痈散肿。

地榆沉寒，血热堪用，血痢带崩，金疮止痛。

茯神补心，善镇惊悸，恍惚健忘，兼除怒恚。

远志气温，能驱惊悸，安神镇心，令人多记。

酸枣味酸，敛汗驱烦，多眠用生，不眠用炒。

菖蒲性温，开心利窍，去痹除风，出声至妙。

柏子味甘，补心益气，敛汗润肠，更疗惊悸。

益智辛温，安神益气，遗溺遗精，呕逆皆治。

甘松味香，善除恶气，开郁醒脾，心腹痛已。

小茴性温，能除疝气，腹痛腰疼，调中暖胃。

大茴味辛，疝气脚气，肿痛膀胱，止呕开胃。

干姜味辛，表解风寒，炮苦逐冷，虚热尤堪。

附子辛热，性走不守，四肢厥冷，回阳功有。

川乌大热，搜风入骨，湿痹寒疼，破积之物。

木香微温，能滞和胃，诸风能调，行肚泻肺。

沉香降气，暖胃追邪，通天彻地，卫气为佳。

丁香辛热，能除寒呕，心腹疼痛，温胃可晓。

砂仁性温，养胃进食，止育安胎，通经破滞。

毕澄茄辛，除胀化食，消痰止咳，逐寒暖胃。

肉桂辛热，善通血脉，腹痛虚寒，温补可得。

桂枝小梗，横行手臂，止汗舒筋，治折足痹。

吴萸辛热，能调疝气，心腹寒疼，酸水能治。

延胡乞温，心腹卒痛，通经洛血，跌扑血崩。

薏苡味甘，专除湿痹，筋节拘缠，肺痈肺痿。

崩蔻辛温，脾胃虚冷，泻痢不休，功可立等。

草果味辛，消食除胀，截疟逐痰，解瘟辟瘴。

常山苦寒，截疟除痰，解伤寒热，水胀能宽。

良姜性热，下气温中，转筋霍乱，酒食能攻。

山楂味甘，磨消肉食，疗疝催疮，消膨健胃。

神曲味甘，开胃进食，破积逐痰，调中下气。

麦芽甘温，能消宿食，心腹膨胀，行血散滞。

苏子辛温，驱痰降气，止咳定喘，更润沁肺。

白芥子辛，专化胁痰，面浮肿胀，利水能安。

甘逐苦寒，破症消痰，面浮肿胀，利水能安。

大戟苦寒，消水利便，腹胀症坚，其功瞑眩。

芫花寒苦，能消胀蛊，利水泻湿，止咳痰吐。

商陆苦寒，赤白各异，赤者消风，白利水气。

海藻咸寒，消瘿散疬，除胀破症，利水通闭。

牵牛苦寒，利水消肿，蛊胀痃癖，散滞除壅。

葶苈辛苦，利水消肿，痰咳症瘕，治喘肺痈。

瞿麦苦寒，专治淋病，且能堕胎，通经立应。

三棱味苦，利血消癖，气滞作痛，虚者当忌。

五灵味甘，血滞腹痛，止血用炒，行血用生。

莪术温苦，关善破痃，止痛消瘀，通经最宜。

干漆辛温，通经破瘕，追积杀虫，效如奔马。

蒲黄味甘，逐瘀止崩，止算须炒，破血用生。

苏木甘咸，能行积血，产后血经，兼医扑跌。

桃仁甘平，能润大肠，通经破瘀，血瘕堪尝。

姜黄味辛，消痈破血，心腹结痛，下气最捷。

郁金味苦，破血行气，血淋溺血，郁结能舒。

金银花甘，疗痈无对，未成则散，已成则溃。

漏芦性寒，祛恶疮毒，补血排脓，生肌长肉。

白蔹味苦，疗疮瘙痒，白癜头疮，翳除目朗。

白及味苦，功专收敛，肿毒疮疡，外科最善。

蛇床辛苦，下气温中，恶疮疥癞，逐瘀祛风。

226

天麻味甘，能驱头眩，小儿惊痫，拘挛瘫痪。

白附辛温，治面百病，血痹风疮，中风痰症。

全蝎味辛，祛风痰毒，口眼㖞斜，风痫发搐。

蝉蜕甘寒，消风定惊，杀疳除热，退翳侵睛。

僵蚕味咸，诸风惊痫，湿痰喉痹，疮毒瘢痕。

蜈蚣味辛，蛇虺恶毒，镇惊止痉，堕胎逐瘀。

木鳖甘寒，能追疮毒，乳痈腰疼，消肿最速。

蜂房味咸，惊痫瘛疭，牙疼肿毒，瘰疬乳痈。

花蛇湿毒，瘫痪㖞斜，大风疥癞，诸毒称佳。

蛇蜕辟恶，能除翳膜，肠痔蛊毒，惊痫搐搦。

槐花味苦，痔漏肠风，大肠热痢，更杀蛔虫。

鼠粘子辛，能除疮毒，瘾疹风热，咽疼可逐。

茵陈味苦，退疸除黄，泻湿利水，清热为凉。

红花辛苦，最消瘀热，多则通经，少则养血。

蔓荆子苦，头疼能治，拘缠湿痹，泪眼堪除。

兜铃苦寒，能薰痔漏，定喘消痰，肺热久嗽。

百合味甘，安心定胆，止嗽消浮，痈疽可啖。

秦艽微寒，除湿荣筋，肢节风痛，下血骨蒸。

紫菀苦辛，痰喘咳逆，肺痈吐脓，寒热并济。

款花甘温，理肺消痰，肺痈喘咳，补劳除烦。

金沸草温，消痰止嗽，明目祛风，逐水尤妙。

桑皮甘辛，止嗽定喘，泻肺火邪，其功不浅。

杏仁温苦，风寒喘嗽，大肠气闭，便难切要。

乌梅酸温，收敛肺气，止渴生津，能安泻痢，

天花粉寒，止渴祛烦，排脓消毒，善除热痢。

瓜蒌仁寒，宁嗽化痰，伤寒结胸，解渴止烦。

密蒙花甘，主能明目，虚翳青盲，服之效速。

菊花味甘，除热祛风，头晕目赤，收泪殊功。

木贼味甘，疏肝退翳，能止月经，更消积聚。

决明子甘，能祛肝热，目疼收泪，仍止鼻血。

犀角酸寒，化毒辟邪，解热止血，消肿毒蛇。

羚羊角寒，明目清肝，却惊解毒，神志能安。

龟甲咸平，劳嗽骨蒸，散瘀消肿，去痞除崩。

海蛤味咸，清热化痰，胸痛水肿，坚软结散。

桑上寄生，风湿腰痛，安胎止崩，疮疡亦用。

火麻味甘，下乳催生，润肠通结，小水能行。

山豆根苦，疗咽肿痛，敷蛇虫伤，可救急用。

益母辛苦，女科为主，产后胎前，生新去瘀。

紫草苦寒，能通九窍，利水消膨，痘疹最要。

紫葳味酸，调经止痛，崩中带下，症瘕能用。

地肤子寒，去膀胱热，皮肤瘙痒，除热甚捷。

楝根性寒，能追诸虫，疼痛立止，积热立通。

樗根味苦，泻痢带崩，肠风痔漏，燥湿涩精。

泽兰甘苦，痈肿能消，打扑伤损，肢体虚浮。

牙皂味辛，通关利窍，敷肿痛消，吐风痰妙。

芜荑味辛，驱邪杀虫，痔瘿癣疥，化食除风。

雷丸味甘，善杀诸虫，癫痫蛊毒，治儿有功。

胡麻仁甘，疗肿恶疮，热补虚损，筋壮力强。

苍耳子苦，疥癣细疮，驱风湿痹，瘙痒堪尝。

蕤仁味甘，风肿烂弦，热胀胬肉，眼泪立痊。

青葙子苦，肝脏热毒，暴发赤障，青盲可服。

谷精草辛，牙齿风痛，口疮咽痹，眼翳通用。

白薇大寒，疗风治疟，人事不知，热邪堪却。

白蔹微寒，儿疟惊痫，女阴肿痛，痈疔可啖。

青蒿气寒，治疟效好，虚热盗汗，除骨蒸劳。

茅根味甘，通关逐瘀，止吐衄血，客热可去。

大小蓟苦，消肿破血，吐衄咯唾，崩漏可啜。

枇杷叶苦，偏理肺脏，吐哕不已，解酒清上。

木律大寒，口齿良药，瘰疬能治，心烦可却。

射干味苦，逐瘀通经，喉痹口臭，痈毒堪凭。

鬼箭羽苦，通经活络，驱邪止痛，杀虫祛结。

夏枯草苦，瘰疬瘿瘤，破症散结，湿痹能瘳。

卷柏味辛，症瘕血闭，风眩痿辟，脱肛下血。

马鞭味苦，破血通经，症瘕痞块，服之最灵。

鹤虱味苦，杀虫追毒，心腹卒痛，蛇虫堪逐。

白头翁寒，清热凉血，瘰疬疮疝，止痛百节。

旱莲草甘，生须黑发，赤痢可止，血流可截。

慈姑辛苦，疔肿痈疽，恶疮瘾疹，蛇虺并施。

榆皮味甘，通水除淋，能利关节，敷肿痛定。

钩藤微寒，疗儿惊瘛，手足瘛疾，抽搐口眼。

稀莶味甘，追风除湿，聪耳明目，乌须黑发。

葵花味甘，带痢两功，赤治赤者，白治白同。

辛夷味辛，鼻塞流涕，香臭不闻，通窍之剂。

续随子辛，恶疮蛊毒，通经消积，不可过服。

海桐皮苦，霍乱久痢，疳匿疥癣，牙疼变治。

石南藤辛，肾衰脚弱，风淫疥癣，堪为妙药。

大青气寒，伤寒热毒，黄汗黄疸，时疫宜服。

侧柏叶苦，吐衄崩痢，能生须眉，除湿之剂。

槐实味苦，阴疮痒湿，五痔肿疼，泻热凉血。

瓦楞子咸，妇人血块，男子痰癖，症瘕可瘥。

棱榈子苦，禁泄涩痢，带下崩中，肠风堪治。

冬葵子寒，滑胎易产，癃利小便，善通乳难。

淫羊藿辛，阴起阳兴，坚筋益骨，志强力增。

松脂味甘，滋阴补阴，驱风安脏，膏可贴疮。

覆盆子甘，肾损精竭，黑须明眸，补虚续绝。

合欢味甘，得人心智，安脏明目，快乐无虑。

金樱酸涩，梦遗精滑，禁止遗尿，寸白虫杀。

楮实味甘，壮筋明目，益气补虚，阳痿当服。

郁李仁酸，破血润燥，退肿利便，关格通导。

没食子苦，破血生精，染须最妙，禁痢极灵。

空青气寒，治眼通灵，青盲赤肿，支暗回明。

密陀僧咸，止痢医痔，能除白癜，诸疮可治。

伏龙肝温，治疫安胎，呕吐咳逆，下血心烦。

石灰味辛，性烈胡毒，辟虫立死，能去息肉。

穿山甲毒，痔癖恶疮，吹奶肿痛，通经排脓。

蚯蚓气寒，伤寒瘟病，大热狂言，投之立应。

蜘蛛气寒，狐疝偏痛，蛇虺咬涂，疔肿敷用。

蟾蜍气凉，杀疳蚀癖，瘟疫能治，疮毒可祛。

刺猬皮苦，主医五痔，阴肿疝痛，能开胃气。

蛤蚧味咸，肺痿咯血，传尸劳疰，纳气定喘。

蝼蛄味咸，治十水肿，上下左右，效不旋踵。

蜗牛味咸，口眼过僻，尺痫拘急，脱肛咸治。

桑螵蛸咸，淋浊精泄，除疝腰疼，虚损莫缺。

田螺性冷，利大小便，消肿除热，醒酒立见。

象牙气平，杂物刺喉，能通小便，诸疮可痊。

水蛭味咸，除积瘀坚，通经破血，折伤可痊。

贝子味咸，解肌散结，得水消肿，止翳清洁。

蛤蜊肉冷，能止消渴，酒毒堪除，开胃顿豁。

海粉味咸，大治顽痰，妇人白带，咸能软坚。

石蟹味咸，点目肿翳，解蛊胀毒，催生落地。

海螵蛸咸，漏下赤白，症痕疝阑，阴肿可得。

无名异甘，金疮折损，去瘀止痛，生肌有准。

青礞石寒，硝煅金色，堕痰消食，奇录莫测。

磁石味咸，铁毒能杀，镇惊安神，阳潜气纳。

附二　汤头歌诀

（清）汪　昂

一、解表剂

辛温解表剂

【麻黄汤】

麻黄汤中用桂枝，杏仁甘草四般施；

发热恶寒头项痛，喘而无汗服之宜。

【三拗汤】

三拗汤用麻杏草，宣肺平喘效不低。

【华盖散】

华盖麻杏紫苏子，茯苓陈草桑白皮；

风寒束肺痰不爽，急宜煎服莫迟疑。

【麻黄加术汤】

麻黄汤中加白术，湿困身疼总能医。

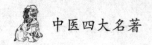

【麻杏苡甘汤】

还有麻杏苡甘剂，风湿发热亦可祛。

【大青龙汤】

大青龙用桂麻黄，杏草石膏姜枣藏；

太阳无汗兼烦躁，解表清热此为良。

【桂枝汤】

桂枝汤治太阳风，芍药甘草姜枣同；

解肌发表调营卫，表虚自汗正宜用。

【桂枝加葛根汤】

加入葛根治项强，又兼汗出与恶风。

【桂枝加厚朴杏子汤】

桂枝汤加厚朴杏，降逆平喘有殊功。

【九味羌活汤】

九味羌活用防风，细辛苍芷与川芎；

黄芩生地加甘草，发汗祛风力量雄。

【大羌活汤】

九味羌活去白芷，再加独活防己知；

还把黄连白术入，大羌活汤散热湿。

【加味香苏散】

加味香苏陈草风，荆艽姜蔓与川芎；

恶风身热头项痛，胸脘满闷服之松。

【香苏散】

香苏散内草陈皮，外感风寒气滞宜；

寒热头痛胸脘闷，解表又能疏气机。

【小青龙汤】

小青龙汤桂芍麻，干姜辛夏草味加；

外束风寒内停饮，散寒蠲饮效堪夸。

【小青龙加石膏汤】

小青龙把石膏配，咳喘而烦效更佳。

【射干麻黄汤】

射干麻黄亦治水，不在发表在宣肺；

姜枣细辛款冬花，紫菀半夏加五味。

辛凉解表剂

【桑菊饮】

桑菊饮中桔杏翘，芦根甘草薄荷饶；

清疏肺卫轻宣剂，风温咳嗽服之消。

【银翘散】

银翘散主上焦疴，竹叶荆蒡豉薄荷；

甘桔芦根凉解法，发热咽痛服之瘥。

【银翘汤】

鞠通更有银翘汤，竹草麦冬生地黄；

阳明温病寒下后，脉浮无汗服之康。

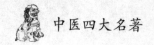

【麻杏甘石汤】

麻杏甘草石膏汤，四药组合有专长；

肺热壅盛气喘急，辛凉疏泄此法良。

【越婢汤】

越婢汤中有石膏，麻黄生姜加枣草；

风水恶风一身肿，水道通调肿自消。

【升麻葛根汤】

阎氏升麻葛根汤，芍药甘草合成方；

麻疹初期出不透，解肌透疹此方良。

【宣毒发表汤】

宣毒发表升葛翘，杏桔荆防桔薄草；

前胡木通牛蒡竹，催疹现点此方饶。

【竹叶柳蒡汤】

竹叶柳蒡葛根知，蝉衣荆芥薄荷施；

石膏粳米参甘麦，风疹急投莫延迟。

【柴葛解肌汤】

陶氏柴葛解肌汤，邪在三阳热势张；

芩芍桔草姜枣芷，羌膏解表清热良。

【柴葛解肌汤】

程氏也有同名方，柴葛草芍芩地黄；

丹皮二母一并入，发热口渴宜煎尝。

【葱豉桔梗汤】

葱豉桔梗薄荷翘，山栀竹叶加甘草；

热邪束肺嗽咽痛，风温初起此方疗。

【葱豉汤】

葱豉汤是肘后方，解表发汗又通畅；

恶寒发热头闷痛，服后邪散津不伤。

【活人葱豉汤】

类证活人葱豉汤，更加葛根与麻黄；

恶寒腰背头项痛，得汗表解保安康。

扶正解表剂

【败毒散】

人参败毒草苓芎，羌独柴前枳桔同；

生姜薄荷煎汤服，祛寒除湿功效宏。

【荆防败毒散】

若须消散疮毒肿，去参加入荆防风。

【仓廪散】

原方配入陈仓米，噤口痢疾此为宗。

【参苏饮】

参苏饮内陈皮草，枳壳前胡半夏从；

葛根木香桔梗茯，气虚感寒最宜用。

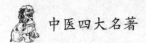

【再造散】

再造散用参附耆，桂甘羌防芎芍齐；

再加细辛姜枣煮，阳虚寒闭最相宜。

【麻黄附子细辛汤】

麻黄附子细辛汤，温经解表法优良；

少阴脉沉反发热，邪寒外解不伤阳。

【麻附甘草汤】

前方去辛加炙草，无汗微热宜煎尝。

【葱白七味饮】

葱白七味外台方，新豉葛根与生姜；

麦冬生地千扬水，血虚外感最相当。

【加减葳蕤汤】

加减葳蕤用白薇，豆豉生葱桔梗随；

草枣薄荷共八味，滋阴发汗此方魁。

【千金葳蕤汤】

千金葳蕤麻杏膏，芎独白薇木香草；

外感热伤津不足，生津清热又解表。

二、泻下剂

寒下

【大承气汤】

大承气汤用硝黄，配以枳朴泻力强；

阳明腑实真阴灼，急下存阴第一方。

【小承气汤】

去硝名曰小承气，便硬痞满泻热良。

【调胃承气汤】

调胃承气硝黄草，便秘口渴急煎尝。

【复方大承气汤】

更有复方大承气，大承气加桃芍菔；

能泻腑实消胀满，可治急性肠梗阻。

【大陷胸汤】

大陷胸汤用硝黄，甘遂为末共成方；

专治热实结胸证，泻热逐水效非常。

【大陷胸丸】

再把葶苈杏仁入，和丸更治项背强。

温下

【大黄附子汤】

大黄附子细辛汤，胁下寒凝疝痛方；

冷积内结成实证，温下寒实可复康。

【温脾汤】

温脾附子与干姜，甘草人参及大黄；

寒热并进补兼泻，温通寒积振脾阳。

【三物备急丸】

三物备急巴豆研，干姜大黄不需煎；

猝然腹痛因寒积，速投此方急救先。

【三物白散】

三物白散桔梗贝，再把巴豆一齐配；

寒实结胸痰涎壅，祛痰泻积功力倍。

润下

【麻子仁丸】

麻子仁丸治脾约，枳朴大黄麻杏芍；

土燥津枯便难解，肠润热泻诸症却。

【润肠丸】

润肠丸用归羌活，大黄桃麻两仁合；

劳倦纳呆便秘涩，蜜丸嚼服功效确。

【五仁丸】

五仁柏子加松米，桃杏两仁陈郁李；

血虚津枯肠中燥，理气润肠通便秘。

【济川煎】

济川归膝肉苁蓉，泽泻升麻枳壳从；

阴虚血弱肠中燥，滋阴补血便自通。

逐水

【十枣汤】

十枣逐水效力佳，大戟甘遂与芫花。

【控涎丹】

控涎丹用遂戟芥，攻涤痰涎力不差。

【舟车丸】

舟车牵牛及大黄，遂戟芫花槟木香；

青皮橘皮轻粉入，泻水消胀力量强。

【疏凿饮子】

疏凿饮子泻水方，木通泽泻与槟榔；

羌艽苓腹椒商陆，赤豆姜皮退肿良。

攻补兼施

【新加黄龙汤】

新加黄龙草硝黄，参归麦地玄海姜；

滋阴养液补气血，正虚便秘此方良。

【黄龙汤】

黄龙汤枳朴硝黄，参归桔枣共生姜；

阳明腑实气血弱，通便不碍气血伤。

【增液承气汤】

增液承气玄地冬，更加硝黄力量雄；

温病阴亏实热结，养阴泻热肠道通。

【承气养营汤】

承气养营归芍知，生地大黄与朴枳；

数下阴伤热结在，正是此方效显时。

三、和解剂

和解少阳

【小柴胡汤】

小柴胡汤和解功，半夏人参甘草从；

更加黄芩生姜枣，少阳为病此方宗。

【柴胡枳桔汤】

柴胡枳桔陈皮茶，黄芹生姜与半夏；

邪郁腠理胸满痛，辛开苦泄此方佳。

【蒿芩清胆汤】

蒿芩清胆枳竹茹，陈夏茯苓加碧玉；

热重寒轻痰挟湿，胸痞呕恶总能除。

【柴胡达原饮】

柴胡达原槟朴果，更加芩草枳壳和；

青皮桔梗荷叶柄，豁痰宽胸截疟疴。

【达原饮】

达原饮用朴槟芩，白芍甘知草果并；

邪伏膜原寒热作，透邪逐秽此方行。

【清脾饮】

清脾饮用柴夏芩，草果青皮术甘苓；

厚朴生姜同煮煎，热多寒少温疟平。

调和肝脾

【四逆散】

四逆散里用柴胡，芍药枳实甘草须；

此是阳郁成厥逆，疏和抑郁厥自除。

【柴胡疏肝散】

四逆散中加芎香，枳实易壳行气良；

方名柴胡疏肝散，气闷胁痛皆可畅。

【逍遥散】

逍遥散用当归芍，柴苓术草加姜薄。

【丹栀逍遥散】

更有丹栀逍遥散，调经解郁清热着。

【黑逍遥散】

黑逍遥散有生地，血虚痛经功效卓。

【痛泻要方】

痛泻要方用陈皮，术芍防风共成剂；

肠鸣泄泻腹又痛，治在泻肝与实脾。

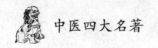

调和肠胃

【半夏泻心汤】

半夏泻心配连芩，干姜枣草人参行；

辛苦甘温消虚痞，治在调阳与和阴。

【生姜泻心汤】

干姜减量生姜配，水热互结消痞灵。

【甘草泻心汤】

半夏泻心加重草，主治气痞腹中鸣。

【黄连汤】

黄连汤证上焦热，中寒腹痛欲呕哕；

半夏泻心加桂枝，减去黄芩散寒邪。

四、清热剂

清气分热

【白虎汤】

白虎汤清气分热，石膏知母草米协。

【白虎加人参汤】

热渴汗出兼气虚，白虎加参最相宜。

【白虎加桂枝汤】

身热欲呕骨节痛，加入桂枝疏经脉。

【白虎加苍术汤】

湿温身重汗出多，方加苍术湿热减。

【竹叶石膏汤】

竹叶石膏汤人参，麦冬半夏甘草承；

再加粳米同煎服，清热益气津自生。

清营凉血

【清营汤】

清营汤治热传营，身热燥渴眠不宁；

犀地银翘玄连竹，丹麦清热更护阴。

【清宫汤】

减去丹参银连地，清宫更加莲子心。

【犀角地黄汤】

犀角地黄芍药丹，血升胃热火邪干；

斑黄阳毒皆可治，热入营血服之安。

清热解毒

【黄连解毒汤】

黄连解毒柏栀芩，三焦火盛是主因；

烦狂火热兼谵妄，吐衄发斑皆可平。

【泻心汤】

泻心大黄与连芩，主治黄疸血妄行。

【凉膈散】

凉膈硝黄栀子翘，黄芩干草薄荷饶；

再加竹叶调蜂蜜，中焦燥实服之消。

【普济消毒饮】

普济消毒蒡芩连，甘桔蓝根勃翘玄；

升柴陈薄僵蚕入，大头瘟毒服之痊。

气血两清

【清瘟败毒饮】

清瘟败毒地连芩，丹膏栀草竹叶并；

犀角玄翘知芍桔，清热解毒亦滋阴。

【化斑汤】

化斑玄犀和白虎，凉血解毒燔热清。

【神犀丹】

神犀丹中犀玄参，芩蒲地银板蓝根；

翘豉金汁天花粉，紫草合治热毒深。

清脏腑热

【导赤散】

导赤生地与木通，草梢竹叶四味同；

口糜淋痛小肠火，引热渗入小便中。

【清心莲子饮】

清心莲子参耆芩，地骨车前甘草苓；

益气生津清心火，主治淋浊与遗精。

【龙胆泻肝汤】

龙胆泻肝栀芩柴，生地车前泽泻偕；

木通甘草当归同，肝经湿热力能排。

【泻青丸】

泻青丸用龙脑栀，泻火下行大黄施；

羌防升散芎归养，泻火养肝不宜迟。

【当归龙荟丸】

当归龙荟用四黄，栀子木香与麝香；

和蜜为丸加青黛，肝胆实火悉能攘。

【左金丸】

左金黄连与吴萸，胁痛吞酸悉能医。

【戊己丸】

再加芍药名戊己，专治泄痢痛再脐。

【香连丸】

香连相合治热痢，症现腹痛又里急。

【泻白散】

泻白甘草地骨皮，桑皮再加粳米宜；

泻肺清热平咳喘，又可和中与健脾。

【葶苈大枣泻肺汤】

葶苈大枣亦泻肺，行水祛痰喘自息。

【清胃散】

清胃散中当归连，生地丹皮升麻全；

或加石膏泻胃火，能消牙痛与牙宣。

【泻黄散】

泻黄甘草与防风，石膏栀子藿香充；

炒香蜜酒调和服，胃热口疮并见功。

【玉女煎】

玉女煎用熟地黄，膏知牛膝麦冬襄；

肾虚胃火相为病，牙痛齿衄宜煎尝。

【芍药汤】

芍药汤内用槟黄，芩连归桂甘草香；

重在调气兼行血，里急便脓自然康。

【黄芩汤】

黄芩汤用芍枣草，清热和中止痢方。

【白头翁汤】

白头翁汤治热痢，黄连黄柏秦皮备。

【白头翁加甘草阿胶汤】

上方加草与阿胶，产后虚痢称良剂。

清虚热

【青蒿鳖甲汤】

青蒿鳖甲知地丹，热自阴来仔细看；

夜热旱凉无汗出，养阴透热服之安。

【秦艽鳖甲散】

秦艽鳖甲治风劳，地骨柴胡及青蒿；

当归知母乌梅合，止嗽除蒸敛汗超。

【清骨散】

清骨散主银柴胡，胡连秦艽鳖甲辅；

地骨青蒿知母草，骨蒸劳热一并除。

【当归六黄汤】

火炎汗出六黄汤，归柏芩连二地黄；

倍用黄耆为固表，滋阴清热敛汗强。

五、祛暑剂

祛暑清热

【清络饮】

清络饮用荷叶边，竹丝银扁翠衣添；

鲜用清凉轻清剂，暑伤肺络服之痊。

祛暑解表

【新加香薷饮】

新加香薷朴银翘，扁豆鲜花一起熬；

暑温口渴汗不出，清热化湿又解表。

【香薷散】

香薷散用朴扁豆，祛暑和中湿邪消。

祛暑利湿

【六一散】

六一散用滑石草，清暑利湿此方饶。

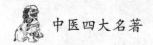

【益元散】

加入辰砂名益元，兼能镇心亦有效。

【碧玉散】

或加青黛名碧玉，目赤咽痛俱可消。

【鸡苏散】

滑草薄荷鸡苏散，暑湿风热俱能疗。

【桂苓甘露饮】

桂苓甘露猪苓膏，术泽寒水滑石草；

清暑泄热又利湿，发热烦渴一并消。

清暑益气

【清暑益气汤】

清暑益气西洋参，竹叶知草与荷梗；

麦冬米斛连瓜翠，暑热伤津此方能。

【李东垣清暑益气汤】

东垣清暑益气汤，参耆归术加草苍；

升葛泽曲麦味合，青陈黄柏共成方。

六、温里剂

温中祛寒

【理中丸】

理中丸主温中阳，人参甘草术干姜。

【附子理中丸】

呕哕腹痛阴寒盛，再加附子更扶阳。

【理中化痰丸】

理中化痰加苓夏，擅治停饮大便溏。

【桂枝人参汤】

桂枝加入理中内，温里解表两兼长。

【吴茱萸汤】

吴茱萸汤参枣姜，肝胃虚寒此方良；

阳明寒呕少阴利，厥阴头痛亦堪尝。

【吴茱萸加生姜半夏汤】

若加半夏能降逆，化痰止呕功力强。

【小建中汤】

小建中汤芍药多，桂枝甘草姜枣和；

更加饴糖补中气，虚劳腹痛服之瘥。

【黄耆建中汤】

黄耆建中补不足，表虚身痛效无过。

【当归建中汤】

又有当归建中汤，产后诸虚皆可却。

【大建中汤】

大建中汤建中阳，蜀椒干姜参饴糖；

阴盛阳虚腹冷痛，温补中焦止痛强。

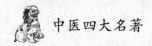

回阳救逆

【四逆汤】

四逆汤中附草姜，四肢厥冷急煎尝；

腹痛吐泻脉沉细，急投此方可回阳。

【通脉四逆汤】

倍加干姜名通脉，温阳守中血脉畅。

【四逆加人参汤】

人参加入四逆内，益气固脱效非常。

【白通汤】

四逆加葱去甘草，方名白通擅通肠。

【白通加猪胆汁汤】

白通再把胆尿配，阴盛格阳不二方。

【参附汤】

又有参附合为剂，回阳救脱挽危亡。

【回阳救急汤】

回阳救急用六君，桂附干姜五味并；

加麝三厘或胆汁，三阴寒厥建奇勋。

【回阳救急汤】

又方名同治稍异，去苓加入麦辰砂。

【黑锡丹】

黑锡丹中蔻硫磺，桂附楝木沉茴香；

芦巴故纸阳起石，降逆平喘镇浮阳。

【医门黑锡丹】

又有医门黑锡丹，硫黄黑锡制成丸；

功能温肾又定喘，两方治证各有专。

温经散寒

【当归四逆汤】

当归四逆桂芍枣，细辛甘草与通草；

血虚肝寒四肢厥，煎服此方乐陶陶。

【当归四逆加吴茱萸生姜汤】

上方再加姜萸配，温经散寒功更超。

【黄耆桂枝五物汤】

桂枝汤中去甘草，加入黄耆名五物；

益气温经和营卫，善治血痹肌麻木。

七、表里双解剂

解表攻里

【大柴胡汤】

大柴胡汤用大黄，枳芩夏芍枣生姜；

少阳阳明同合病，和解攻理效无双。

【厚朴七物汤】

厚朴七物金匮方，草桂枳实枣黄姜；

腹满发热大便滞，速投此剂莫仿徨。

【防风通圣散】

防风通圣大黄硝，荆芥麻黄栀芍翘；

人参加入四逆内，益气固脱效非常。

解表清里

【葛根黄芩黄连汤】

葛根黄芩黄连汤，再加甘草共煎尝；

邪陷阳明成热痢，清里解表保安康。

【石膏汤】

石膏汤用芩柏连，麻黄豆豉山栀全；

清热发汗兼解毒，姜枣细茶一同煎。

解表温里

【五积散】

五积消滞又温中，麻黄苍芷芍归芎；

枳桔桂苓甘草朴，两姜陈皮半夏葱；

除桂枳陈余略炒，熟料尤增温散功；

理气解表祛寒湿，散痞调经辨证从。

【柴胡桂枝干姜汤】

柴胡桂枝干姜汤，瓜蒌芩草牡蛎襄；

小便不利胸胁痛，寒热心烦服之康。

八、补益剂

补气

【四君子汤】

四君子汤中和义，参术茯苓甘草比。

【六君子汤】

益以夏陈名六君，健脾化痰又理气。

【异功散（香砂六君子汤）】

除去半夏名异功，或加香砂胃寒祛。

【保元汤】

保元汤方性甘温，桂草参耆四味存；

男妇虚劳幼科痘，补肺益脾显奇能。

【参苓白术散】

参苓白术扁豆陈，莲草山药砂苡仁；

桔梗上浮兼保肺，枣汤调服益脾神。

【七味白术散】

七味白术参苓草，木香藿香葛根饶；

发热食少兼口渴，气滞脾弱此方疗。

【补中益气汤】

补中参草术归陈，耆得升柴用更神；

劳倦内伤功独擅，气虚下陷亦堪珍。

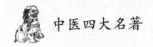

【举元煎】

举元煎中耆草升，更加白术与人参；

气虚下陷亡阳证，血脱血崩力能任。

【升陷汤】

升陷汤用耆知柴，桔梗升麻相与偕；

胸中气陷呼吸弱，速投此方莫徘徊。

【生脉散】

生脉麦味与人参，保肺生津又提神；

气少汗多兼口渴，病危脉绝急煎斟。

【人参蛤蚧散】

罗氏人参蛤蚧散，专治痰血与喘满；

桑皮二母草杏苓，肺痿服之症可缓。

【人参胡桃汤】

人参胡桃生姜伴，纳气归肾可平喘。

补血

【四物汤】

四物归地芍与芎，营血虚滞此方宗；

妇女经病凭加减，临证之时可变通。

【圣愈汤】

东垣方中有圣愈，四物汤内加参耆；

气虚血弱均能补，经期量多总能医。

【桃红四物汤】

四物汤中桃红入，活血行血又逐瘀。

【当归补血汤】

当归补血重黄耆，甘温除热法颇奇；

耆取十份归二份，阳生阴长理奥妙。

【归脾汤】

归脾汤用参术耆，归草茯神远志齐；

酸枣木香龙眼肉，煎加姜枣益心脾；

怔忡健忘俱可却，肠风崩漏总能医。

【炙甘草汤】

炙甘草汤参桂姜，麦地胶枣麻仁襄；

心动悸兮脉结代，虚劳肺痿俱可尝。

【加减复脉汤】

除去参桂与姜枣，加入白芍治阴伤；

温邪久恋阳明证，快服加减复脉汤。

气血双补

【八珍汤】

四君四物八珍汤，气血双补是名方。

【十全大补汤】

再加黄耆与肉桂，十全大补效更强。

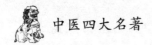

【人参养荣汤】

若加志陈味姜枣，去芎养荣有专长。

【泰山盘石散】

十全大补减桂苓，更加续断砂糯芩；

气血双补安胎好，泰山盘石是名方。

补阴

【六味地黄丸】

六味地黄益肝肾，山药丹泽萸苓掺。

【知柏地黄丸】

再加知柏成八味，阴虚火旺可煎餐。

【都气丸】

六味再加五味子，丸名都气虚喘安。

【麦味地黄丸】

地黄丸中加麦味，咳喘盗汗皆能挽。

【杞菊地黄丸】

六味再加杞与菊，目视昏花治可痊。

【左归丸】

左归丸内山药地，萸肉枸杞与牛膝；

菟丝龟鹿二胶合，壮水之主方第一。

【左归饮】

左归饮用地药萸，杞苓炙草一并齐；

258

煎汤养阴滋肾水，既主腰酸又止遗。

【大补阴丸】

大补阴丸知柏黄，龟板脊髓蜜成方；

咳嗽咯血骨蒸热，阴虚火旺制亢阳。

【虎潜丸】

虎潜足痿是妙方，虎骨陈皮并锁阳；

龟板干姜知母芍，再加柏地作丸尝。

【二至丸】

二至女贞与旱莲，桑椹熬膏和成圆；

肝肾阴虚得培补，消除眩晕与失眠。

【桑麻丸】

桑叶芝麻蜜和丸，疏风祛湿益肾肝；

头晕眼花皆可治，湿痹肢麻亦可蠲。

【一贯煎】

一贯煎中生地黄，沙参归杞麦冬藏；

少佐川楝泄肝气，阴虚胁痛此方良。

【石斛夜光丸】

石斛夜光枳膝芎，二地二冬杞丝苁；

青葙草决犀羚角，参味连苓蒺草风；

再与杏菊山药配，养阴明目第一功。

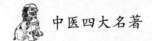

【补肺阿胶汤】

补肺阿胶马兜铃，牛蒡甘草杏糯匀；

肺虚火盛最宜服，降气生津咳嗽宁。

【月华丸】

月华丸方擅滋阴，二冬二地沙贝苓；

山药百部胶三七，獭肝桑菊保肺金。

【归龟鹿二仙胶】

人参龟板鹿角胶，再加枸杞熬成膏；

滋阴益肾填精随，精极用此治效高。

【七宝美髯丹】

七宝美髯归杞乌，苓膝故纸芝麻菟；

筋痿骨软齿动摇，重在滋水与涵木。

补阳

【肾气丸】

肾气丸补肾阳虚，地黄山药及茱萸；

苓泽丹皮合桂附，水中生火在温煦。

【济生肾气丸】

济生加入车牛膝，通调水道肿胀祛。

【十补丸】

肾气丸中加茸味，填精补阳总能扶。

【右归丸】

右归丸中地附桂，山药茱萸菟丝归；

杜仲鹿胶枸杞子，益火之源此方魁。

【右归饮】

减去鹿胶与归菟，加入甘草作汤服；

方名称为右归饮，扶阳更把阴寒逐。

九、安神剂

重镇安神

【朱砂安神丸】

朱砂安神东垣方，归连甘草合地黄；

怔忡不寐心烦乱，养阴清热可复康。

【生铁落饮】

医学心悟铁落饮，二冬二茯胆南星；

橘志蒲翘钩玄贝，更加朱丹可镇心。

【珍珠母丸】

珍珠母丸归地参，犀香龙苓柏子仁；

更加酸枣定惊悸，阴血得养可宁神。

【磁朱丸】

磁朱丸中有神曲，摄纳浮阳又明目；

心悸失眠皆可治，癫狂痫症亦宜服。

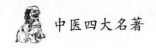

滋养安神

【酸枣仁汤】

酸枣仁汤治失眠，川芎知草茯苓煎；

养血除烦清虚热，安然入睡梦乡甜。

【定治丸】

定治丸中参菖蒲，二茯远治加白术；

麦冬朱砂和蜜制，专治心祛神恍惚。

【天王补心丹】

补心丹用柏枣仁，二冬生地与归身；

三参桔梗朱砂味，远志茯苓共养神；

或加菖蒲去五味，心气开通肾气升。

【柏子养心丸】

柏子养心草耆参；二茯芎归淮枣仁；

夏曲远志加桂味，除却惊悸自安神。

【枕中丹】

枕中丹出千金方，龟板龙骨远志菖；

或丸或散黄酒下，开心定志又潜阳。

【甘麦大枣汤】

甘草小麦大枣汤，妇人脏躁性反常；

精神恍惚悲欲哭，和肝滋脾自然康。

十、开窍剂

凉开

【安宫牛黄丸】

安宫牛黄开窍方，芩连栀郁朱雄黄；

犀角真珠冰麝箔，热闭心包功效良。

【牛黄清心丸】

牛黄清心朱芩连，山栀郁金蜜和圆；

清热解毒又开窍，中风惊厥急救先。

【紫雪丹】

紫雪犀羚朱朴硝，硝石金寒滑磁膏；

丁沉木麝升玄草，热陷痉厥服之消。

【至宝丹】

至宝朱珀麝息香，雄玳犀角与牛黄；

金银两箔兼龙脑，开窍清热解毒凉。

【小儿回春丹】

回春丹中用四香，蔻枳星夏并牛黄；

钩蚕陈贝麻全蝎，朱砂草竹共大黄。

【行军散】

诸葛行军痧瘴方，珍珠半麝冰雄黄；

硼硝金箔共研末，窍闭神昏服之康。

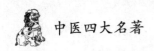

温开

【苏合香丸】

苏合香丸麝息香，木丁熏陆荜檀襄；

犀冰术沉诃香附，再加龙脑温开方。

【冠心苏合丸】

冠心苏合治心痛，朱檀冰木乳香共；

芳香开窍疏气机，现代医家经常用。

【玉枢丹】

玉枢丹有麝朱雄，五倍千金并入中；

大戟慈菇共为末，霍乱痧胀米汤中。

十一、固涩剂

固表止汗

【玉屏风散】

玉屏组合少而精，耆术防风鼎足形；

表虚汗多易感冒，固卫敛汗效特灵。

【牡蛎散】

牡蛎散内用黄耆，浮麦麻根相用宜；

卫虚自汗或盗汗，固表收敛见效奇。

敛肺止咳

【九仙散】

九仙散用乌梅参，桔梗桑皮贝母承；

粟壳阿胶冬花味，敛肺止咳气自生。

涩肠固脱

【真人养脏汤】

真人养脏木香诃，当归肉蔻与粟壳；

术芍参桂甘草共，脱肛久痢服之瘥。

【四神丸】

四神故纸与吴萸，肉蔻五味四般齐；

大枣生姜同煎合，五更肾泻最相宜。

【桃花汤】

桃花汤中赤石脂，粳米干姜共享之。

【赤石脂禹余粮汤】

石脂又与余粮合，久痢脱肛正宜施。

涩精止遗

【金锁固精丸】

金锁固精芡莲须，龙骨牡蛎与蒺藜；

莲粉糊丸盐汤下，能止无梦夜滑遗。

【水陆二仙丹】

水陆二仙金樱芡，经遗带下都能祛。

【桑螵蛸散】

桑螵散治小便数，参苓龙骨同归壳；

菖蒲远志加当归，补肾宁心健忘祛。

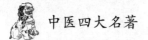

【缩泉丸】

缩泉丸治儿尿频，胯气虚寒约失灵；

山药台乌加益智，糊丸多服效显明。

固崩止带

【固精丸】

固精丸内龟板君，黄柏桩皮香附芩；

更加芍药糊丸服，漏下崩中均可宁。

【固冲汤】

固冲汤内用术耆，龙牡芍茜与山萸；

五味海蛸棕炭合，崩中漏下总能医。

【震灵丹】

震灵丹用禹余粮，石脂石英没乳香；

代赭灵脂朱砂合，固崩止带有效方。

【完带汤】

完带汤中二术陈，苍术参草车前仁；

柴芍淮山黑芥穗，化湿止带此方能。

【易黄汤】

易黄芡实与山药，车前黄柏加白果；

健脾清热又除湿，能消带下粘稠多。

【清带汤】

清带汤中海螵蛸，龙牡山药加茜草；

带下清稀色赤白，益脾固肾自然好。

十二、理气剂

行气

【越鞠丸】

越鞠丸治六郁侵，气血痰火湿食困；

芎苍香附加栀曲，气畅郁舒痛闷平。

【金铃子散】

金铃延胡等分研，黄酒调服或水煎；

心腹诸痛由热郁，降热开郁痛自蠲。

【延胡索散】

延胡散治七情伤，血气刺痛服之良；

归芍乳没草姜桂，木香蒲黄与姜黄。

【半夏厚朴汤】

半夏厚朴与紫苏，茯苓生姜共煎服；

痰凝气聚成梅核，降逆开郁气自舒。

【枳实薤白桂枝汤】

枳实薤白桂枝汤，厚朴瓜蒌合成方；

通阳理气又散结，胸痹心痛皆可尝。

【瓜蒌薤白白酒汤】

瓜蒌薤白加白酒，胸痛彻背厥疾疗。

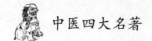

【瓜蒌薤白半夏汤】

再加半夏化痰结，功力又更胜一筹。

【橘核丸】

橘核丸中楝桂存，枳朴延胡藻带昆；

桃仁木通木香合，㿗疝顽痛盐酒吞。

【天台乌药散】

天台乌药楝茴香，良姜巴豆与槟榔；

青皮木香共研末，寒滞疝痛酒调尝。

【三层茴香丸】

三层茴香制为丸，沙参川楝木香攒；

再加槟茯成二料，三料更把苓附搬；

寒疝阴囊见肿胀，气行寒消胀肿散。

【导气汤】

导气汤有吴茱萸，木香小茴川楝齐；

寒凝气滞连煎服，小肠疝痛自可愈。

【暖肝煎】

暖肝煎中用当归，杞苓乌药与小茴；

行气逐寒桂沉配，小腹疝痛一并摧。

【厚朴温中汤】

厚朴温中姜陈草，苓蔻木香一齐煎；

温中行气兼燥湿，脘腹胀痛服之消。

【良附丸】

良姜香附等分研，米汤姜汁加食盐；

合制为丸空腹服，胸闷脘痛一并蠲。

降气

【苏子降气汤】

苏子降气橘半归，前胡桂朴偯姜随；

或加沉香去肉桂，化痰平喘此方推。

【定喘汤】

定喘白果与麻黄，款冬半夏白皮桑；

苏子黄芩甘草杏，宣肺平喘效力彰。

【四磨饮】

四磨饮治七情侵，人参乌药沉香槟；

四味浓磨煎温服，破气降逆喘自平。

【五磨饮子】

去参加入木香枳，五磨理气力非轻。

【旋覆代赭汤】

仲景旋覆代赭汤，半夏参草大枣姜；

噫气不降心下痞，健脾祛痰治相当。

【干姜人参半夏丸】

干姜人参加半夏，妊娠恶阻服之康。

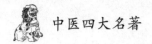

【橘皮竹茹汤】

橘皮竹茹治逆呃，参草姜枣效最捷。

【济生橘皮竹茹汤】

济生同方加苓半，再添麦冬枇杷叶；

主治呕哕不能食，总因痰滞胃虚热。

【新制橘皮竹茹汤】

原方减去参枣草，又加柿蒂亦相得；

此乃鞠通新制方，胃气不虚即可啜。

【丁香柿蒂汤】

丁香柿蒂人参姜，呃逆因寒中气伤。

【柿蒂汤】

济生去参仅三味，胸满呃逆宜煎尝。

十三、理血剂

活血祛瘀

【桃核承气汤】

桃核承气用硝黄，桂枝甘草合成方；

下焦蓄血急煎服，解除夜热烦如狂。

【下瘀血汤】

下瘀血汤蟅桃黄，产后腹痛逐瘀良。

【血府逐瘀汤】

血府当归生地桃，红花赤芍枳壳草；

柴胡芎桔牛膝等，血化下行不作痨。

【通窍活血汤】

通窍全凭好麝香，桃仁大枣与葱姜；

川芎黄酒赤芍药，表里通经第一方。

【膈下逐瘀汤】

膈下逐瘀桃牡丹，赤芍乌药玄胡甘；

川芎灵脂红花壳，香附开郁血亦安。

【少腹逐瘀汤】

少腹逐瘀小茴香；玄胡没药芎归姜；

官桂赤芍蒲黄脂，经黯腹痛快兼尝。

【身痛逐瘀汤】

身痛逐瘀桃归芎，脂芄附羌与地龙；

牛膝红花没药草，通络止痛力量雄。

【复元活血汤】

复元活血有柴胡，蒌根归草与甲珠；

桃仁红花大黄配，跌打损伤郑宜服。

【七厘散】

七厘散治跌打伤，血竭红花冰麝香；

乳没儿茶朱共末，外敷内服均见长。

【补阳还五汤】

补阳还五耆归芎，桃红赤芍加地龙；

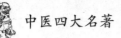

半身不遂中风证，益气活血经络通。

【失笑散】

失笑灵脂共蒲黄，等分作散醋煎尝；

血瘀少腹时作痛，祛瘀止痛效非常。

【手拈散】

手拈散用延胡索，灵脂没药加草果；

温寒理气热酒服，肝脾作痛可调和。

【丹参饮】

心腹诸痛有妙方，丹参砂仁加檀香；

气滞血瘀两相结，瘀散气顺保安康。

【温经汤】

防风通圣大黄硝，归芍丹皮姜夏冬；

参草益脾胶养血，调经重在养胞宫。

【艾附暖宫丸】

艾附暖宫用四物，吴萸官桂加耆续；

米醋糊丸醋汤下，专治带多痛在腹。

【生化汤】

生化汤宜产后尝，归芎桃草加炮姜；

恶露不行少腹痛，温经活血最见长。

【活络效灵丹】

活络效灵主丹参，当归乳香没药存；

症暇积聚腹中痛，煎服此方可回春。

【宫外孕方】

宫外孕方赤芍桃，丹参棱莪一齐煎；

破血逐瘀消肿块，异位妊娠急治疗。

【桂枝茯苓丸】

金匮桂枝茯苓丸，芍药桃红共粉丹；

等分为末蜜丸服，活血化瘀症块散。

【大黄蟅虫丸】

大黄蟅虫芩芍桃，地黄杏草漆蛴螬；

虻虫水蛭和丸服，去瘀生新功独超。

止血

【十灰散】

十灰散用十般灰，柏茜茅荷丹棕随；

二蓟栀黄皆妙黑，凉降止血此方推。

【小蓟饮子】

小蓟饮子藕蒲黄，木通滑石生地襄；

归草黑栀淡竹叶，血淋热结服之康。

【槐花散】

槐花散治阳风血，芥穗枳壳侧柏叶；

等分为末米汤下，凉血疏风又清热。

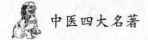

【槐角丸】

槐角丸有地榆防，当归黄芩枳壳匡；

血热得凉自可止，擅治肠风又脱肛。

【黄土汤】

黄土汤中术附芩，阿胶甘草地黄并；

便后下血功独擅，吐衄崩中效亦灵。

附三　中药用药歌诀

中药性能歌

中药主有几性能？四气五味及归经，

还有升降与浮沉，有毒无毒统而称。

四气歌

四气寒热与温凉，寒凉属阴温热阳，

温热补火助阳气，温里散寒功效彰，

寒凉清热并泻火，解毒助阴又抑阳，

寒者热之热者寒，治疗大法此为纲。

五味歌

五味辛甘苦咸酸，治疗作用不同焉，

辛行气血主发散，甘和补中急能缓，

苦燥降泄能坚阴，咸能润下且软坚，

酸能固涩又收敛，淡渗利水要记全。

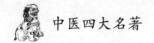

中药七情歌

相使一药助一药，相须互用功效添，

相杀能制它药毒，相畏毒性被制限，

相反增毒要记牢，相恶配伍功效减，

单行无须它药配，七情配伍奥妙显。

十八反歌

本草明言十八反，半蒌贝蔹及攻乌，

藻戟遂芫俱战草，诸参辛芍叛藜芦。

十九畏歌

硫黄原是火中精，朴硝一见便相争，

水银莫与砒霜见，狼毒最怕密陀僧，

巴豆性烈最为上，偏与牵牛不顺情，

丁香莫与郁金见，牙硝难合荆三棱，

川乌草乌不顺犀，人参最怕五灵脂，

官桂善能调冷气，若逢石脂便相欺，

大凡修合看顺逆，制药配方莫相依。

中药七情歌

相使一药助一药，相须互用功效添，

相杀能制它药毒，相畏毒性被制限，

相反增毒要记牢，相恶配伍功效减，

单行无须它药配，七情配伍奥妙显。

妊娠服药禁忌歌

斑蝥水蛭及虻虫，乌头附子配天雄，

野葛水银并巴豆，牛膝薏苡与蜈蚣，

三棱芫花代赭麝，大戟蝉蜕黄雌雄，

牙硝芒硝牡丹桂，槐花牵牛皂角同，

半夏南星及通草，瞿麦干姜桃仁通，

硇砂干漆蟹爪甲，地胆茅根都失中。

六陈歌

枳壳陈皮半夏齐，麻黄狼毒及吴萸，

六般之药宜陈久，入药方知奏效奇。

解表药

解表辛散肌表邪，性温散寒凉散热。

发散风寒桂麻黄，香薷白芷苏荆防，

苍耳辛荑藁本羌，细辛胡荽柽葱姜。

发散风热蝉薄荷，牛蒡桑菊蔓荆葛，

柴胡升麻淡豆豉，浮萍木贼风热瘥。

麻黄发汗治伤寒，风水痹痛与咳喘。

桂枝温卫善解肌，温经通脉化水气。

紫苏散寒兼理气，风寒气滞两相宜。

荆芥辛散肌表邪，感冒痒疹及出血。

防风辛散表里风，胜湿疗痹止风痉。

羌活祛风寒湿奇，外感头疼上肢痹。

白芷通窍止额痛，燥湿止带消痈脓。

细辛散寒通鼻窍，诸般寒痛肺饮消。

薄荷清利头目咽，散热透疹又疏肝。

牛蒡透疹散风热，解毒利咽疗痄腮。

桑叶清肺兼平肝，风热燥咳目昏眩。

菊花疏散外感热，明目平肝热毒解。

柴胡解热又疏肝，升举阳气治下陷。

葛根解肌治项强，透疹生津升清阳。

清热药

性寒清解虚实热，湿热疮毒及气血。

清热泻火治气热，膏知寒石枯草决，

鸭跖芦根密蒙葙，栀子花粉二竹叶。

清热燥湿连柏芩，胆草苦参秦白椿。

清热解毒银花翘，野菊公英鱼腥草，

青叶板蓝黛贯众，荞麦红藤败酱草，

射干豆根穿心莲，白头齿苋地锦草，

蚤拳慈姑土茯苓，熊胆漏芦白蔹勃，

绿豆鸦蛋四季青，半边地丁蛇舌草。

清热凉血生地玄，赤芍牛角紫牡丹。

清虚热药地骨皮，银柴胡连青蒿薇。

石膏解肌清肺胃，　除烦止渴高热退，

知母清胃又润肺，　滋阴降火虚热退，

栀子泻火除烦躁，　凉血通淋衄疸瘥，

夏枯草清肝散结，　消瘿瘰乌珠疼解，

黄芩清肺除湿热，　解毒凉血又安胎，

黄连燥湿清心火，　胃火痢疾疮毒瘥，

黄柏入肾主下焦，　燥湿泻火虚热疗，

胆草燥湿泻肝胆，　下焦湿热肝火炎，

银花解毒散风热，　痈肿毒痢卫营邪，

连翘解毒散肿结，　清心透散营卫邪，

公英解毒消痈肿，　乳痈肿痛功尤胜，

板蓝根凉血解毒，　尤善治毒壅咽喉，

鱼腥草解毒排脓，　尤善治痰热肺痈，

射干解毒善祛痰，　咽喉肿痛痰壅喘，

白头翁解毒凉血，　热毒血痢效尤捷，

生地凉血养阴津，　吐衄崩中热伤阴，

玄参凉血且滋阴，　解毒散结功效真，

丹皮凉血散瘀血，　内外痈肿骨蒸热，

赤芍凉血兼清肝，　瘀滞肿痛经闭痓，

青蒿透散阴分热，　除蒸解暑截疟邪，

地骨皮凉血退蒸，　清肺热止血妄行。

泻下药

泻下苦降通大肠，积热水饮力能攘。

攻下硝黄番芦荟，润肠火麻仁郁李。

逐水遂芫牵商陆，巴豆千金子大戟。

大黄荡涤积与瘀，火毒湿热一并驱。

芒硝软化便燥结，咽痛口疮及痈结。

甘遂峻泻逐水猛，风痰痈肿亦有功。

巴豆峻下冷积水，祛痰利咽除癥癖。

祛风湿药

祛风湿药善治痹，关节疼痛拘挛医。

祛湿散寒独灵仙，乌头蕲蛇乌梢蚕，

木瓜伸筋寻骨风，路路海风松节鹳。

祛湿清热雷公藤，秦艽防己臭梧桐，

桑枝稀莶丝瓜络，海桐络石穿山龙。

强健筋骨五加皮，寄生年健与狗脊。

独活风寒湿皆祛，伏风头痛下肢痹。

灵仙咸温通经络，诸般痹痛骨哽效。

蕲蛇祛风善止痉，顽痹麻风破伤风。

木瓜除湿舒筋络，湿阻吐泻拘挛瘥。

秦艽善除风湿热，黄疸骨蒸势能折。

防己疗痹兼利水，热痹水肿痰饮宜。

寄生疗痹益肾肝，痹痛正虚胎不安。

五加祛湿强腰膝，行迟水肿与痹痿。

芳香化湿药

芳香化湿能运脾，湿阻中焦此最宜。

藿佩苍术厚朴砂，白草二蔻草果聚。

藿香化湿又解表，霍乱吐泻暑湿消。

苍术燥湿兼健脾，湿痹泄泻风寒宜。

厚朴降气除湿痰，气滞胀满喘咳痊。

砂仁化湿行滞气，中寒吐泄胎动宜。

利水渗湿药

利水渗湿通水道，水肿淋痛黄疸消。

利水消肿茯苓薏，泽泻葫芦冬瓜皮，

荠菜猪苓玉米须，泽漆蝼蛄香加皮。

利尿通淋车前子，木通通草瞿滑石，

灯心地肤海金韦，扁蓄萆薢与冬葵。

退黄金钱草茵陈，虎杖地耳草垂盆。

茯苓健脾利小便，痰饮水肿神不安。

泽泻渗利清下焦，水肿痰饮眩晕瘥。

薏苡渗湿兼健脾，清热排脓疗挛急。

车前通淋止湿泄，化痰明目能清热。

茵陈清利善退黄，湿温湿疹及湿疮。

金钱善除湿热黄，结石疮毒效亦良。

虎杖清热又利胆，解毒活血又祛痰。

温里药

温里散寒附姜桂，良姜小茴吴茱萸，

花椒荜茇荜澄茄，丁香胡椒里寒祛。

附子回阳善救逆，诸般阳虚及寒痹。

干姜回阳温脾肺，中寒肺饮亡阳宜。

肉桂温肾治沉寒，通经止痛火归元。

吴萸温肝降胃气，头痛寒疝呕泄宜。

理气药

舒畅气机青陈皮，香附川楝绿萼梅，

乌药薤白枳实壳，木沉檀青四香聚，

佛橼荔枝柿刀豆，甘松香虫腹皮玫。

橘皮燥湿善理气，湿阻气滞痰咳宜。

枳实破气化痰积，疗胸脘痞及脱垂。

木香善行脾胃气，脘胀胁痛痢里急。

香附疏肝调经脉，肝气郁滞女科帅。

沉香行气散阴寒，降逆止呕肾虚喘。

消食药

消化食积楂曲麦，内金矢藤谷芽莱。

山楂消化肉食积，治胸腹痛能化瘀。

麦芽消化米面积，回乳消胀解肝郁。

莱菔消食兼理气，食积胀满痰喘宜。

内金消积化结石，各种食积及滑遗。

驱虫药

使君槟榔苦楝皮，雷丸鹤虱与芜荑，

榧子鹤芽南瓜子，驱杀肠虫功效奇。

使君子驱虫消积，治蛔虫疳积可取。

苦楝皮杀虫疗癣，蛔蛲钩皆有效验。

槟榔驱虫善治绦，消积行气利水好。

止血药

止血药善治出血，不论虚实与寒热。

因热地榆大小蓟，槐柏苎麻茅羊蹄。

化瘀止血茜三七，蒲黄降香石花蕊。

收敛止血鹤白及，紫珠棕藕猬血余。

温经止血炮姜炭，灶土陈艾疗虚寒。

大蓟善治热出血，散瘀解毒消痈结；

小蓟凉血兼消痈，血淋尿血尤多用。

地榆收敛性寒凉，下焦出血及烫伤。

三七化瘀善止血，内外出血痛伤跌。

茜草凉血化瘀血，通经疗伤止出血。

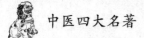

蒲黄化瘀止血好，血淋心腹痛尤妙。

白及止血靠敛涩，咳吐呕血及皲裂。

炮姜味涩善治中，阳虚出血寒泻痛。

艾叶温肾暖胞宫，虚寒崩漏与胎动。